Atlas of Intraocular Tumor

眼内腫瘍アトラス

Atlas of Intraocular Tumor

眼内腫瘍アトラス

後藤 浩
Hiroshi GOTO

東京医科大学 臨床医学系 眼科学分野・教授
Professor, Department of Ophthalmology
Tokyo Medical University

医学書院

眼内腫瘍アトラス

発　行　2019年10月15日　第1版第1刷ⓒ

著　者　後藤　浩

発行者　株式会社　医学書院

代表取締役　金原　俊

〒113-8719　東京都文京区本郷1-28-23

電話　03-3817-5600(社内案内)

印刷・製本　三美印刷

本書の複製権・翻訳権・上映権・譲渡権・貸与権・公衆送信権(送信可能化権を含む)は株式会社医学書院が保有します.

ISBN978-4-260-03892-8

本書を無断で複製する行為(複写,スキャン,デジタルデータ化など)は,「私的使用のための複製」など著作権法上の限られた例外を除き禁じられています.大学,病院,診療所,企業などにおいて,業務上使用する目的(診療,研究活動を含む)で上記の行為を行うことは,その使用範囲が内部的であっても,私的使用には該当せず,違法です.また私的使用に該当する場合であっても,代行業者等の第三者に依頼して上記の行為を行うことは違法となります.

|JCOPY| 〈出版者著作権管理機構　委託出版物〉

本書の無断複製は著作権法上での例外を除き禁じられています.複製される場合は,そのつど事前に,出版者著作権管理機構(電話 03-5244-5088,FAX 03-5244-5089,info@jcopy.or.jp)の許諾を得てください.

序

　眼腫瘍は日常の眼科診療では滅多に経験することのない疾患です．眼内腫瘍を診る機会はさらに限られるでしょう．このように眼科医としての生涯を通じても経験する可能性が低い症例に，万が一遭遇してしまった場合，正しい臨床診断はもちろんのこと，鑑別疾患を想起することも容易ではないと思います．また，同じ病名がついた眼内腫瘍でも，その外観は千差万別であるため，教科書に掲載されている典型例だけを脳裏に刻んでおいても，臨床の現場ではあまり役に立たない可能性もあります．たとえば，比較的ポピュラーな眼内腫瘍の1つである脈絡膜血管腫を例に挙げても，経験の浅い研修医のみならず，ベテランの眼科医であっても，どこかのテキストに載っていた1枚の眼底写真，あるいは自身が経験した過去の症例とは微妙に色調やサイズが異なるというだけで，鑑別診断の1つとして血管腫を想起することは難しいという現実があると思います．

　もともとまれな眼内腫瘍ではありますが，以上のような背景をもとに少しでも多くの疑似体験をしていただき，それなりのバリエーションの存在を知っていただくことを目的に本アトラスを出版させていただきました．したがって本書では同じ眼内腫瘍でも，しつこいほど，さまざまなパターンの症例が登場します．

　たくさんの写真を掲載させていただいた理由はもう1つあります．すなわち，眼内腫瘍の診断の90％以上は〝見た目〟，すなわち倒像鏡で得られる眼底所見や，前置レンズを用いた細隙灯顕微鏡で観察される所見で決まるからです．なかには蛍光眼底造影検査や超音波断層検査などが診断に役立つ眼内腫瘍もありますが，これらの検査はあくまで補助診断としての役割を果たしているにすぎません．

　なお，眼内腫瘍のアトラスとしては，海外ではShields夫妻による名著"Intraocular Tumors：An Atlas and Textbook"（Wolters Kluwer）があり，国内では本邦初の眼腫瘍専門書として出版された箕田健生先生の『眼内腫瘍』（金原出版）と，摘出眼球の美しいマクロ写真が印象的な大西克尚先生の『眼内腫瘍アトラス』（文光堂）がありますが，邦書の2冊は現在ではなかなか手に入れることができません．

　本アトラスに掲げた数々の眼底写真ならびに前眼部写真には，全例，自らトリミング処理を加え，統一感を出すように努めましたが，オリジナル写真の撮影は前作『眼瞼・結膜腫瘍アトラス』と同様，東京医科大学病院眼科の視能訓練士兼フォトグラファーである水澤　剛氏の手によるものです．光干渉断層撮影や超音波断層検査など，電子カルテからの情報の収集には山川直之博士に協力をいただきました．お二人に深く感謝申し上げます．また，日ごろ，眼腫瘍の診療をともに行っている臼井嘉彦，馬詰和比古，柴田元子，根本　怜，上田俊一郎，坪田欣也の各先生にも感謝申し上げます．

　本書を通じて，一人でも多くの眼内腫瘍の患者さんが適切に診断され，必要に応じて迅速な治療を受ける機会が増えることを願ってやみません．

　最後になりましたが，前作『眼瞼・結膜腫瘍アトラス』同様，本書の出版にご協力いただいた医学書院の方々に御礼申し上げます．

　2019年8月

後藤　浩

目次

眼内腫瘍の診かたのコツ ……………………………………………………………………………… 1

虹彩腫瘍

虹彩嚢胞 …………………………………………………………………………………………………… 5
　虹彩色素上皮嚢胞 …………………………………………………………………………………… 5
　虹彩実質嚢胞 ………………………………………………………………………………………… 7
虹彩色素細胞過誤腫（Lisch 結節） ………………………………………………………………… 10
虹彩母斑 …………………………………………………………………………………………………… 11
虹彩黒色細胞腫（メラノサイトーマ） ……………………………………………………………… 12
虹彩悪性黒色腫（メラノーマ） ……………………………………………………………………… 15
転移性虹彩腫瘍 ………………………………………………………………………………………… 18

毛様体腫瘍

毛様体黒色細胞腫（メラノサイトーマ） …………………………………………………………… 22
毛様体悪性黒色腫（メラノーマ） …………………………………………………………………… 26
その他の毛様体腫瘍 …………………………………………………………………………………… 30

脈絡膜腫瘍

脈絡膜血管腫 …………………………………………………………………………………………… 36
　限局性脈絡膜血管腫 ………………………………………………………………………………… 36
　びまん性脈絡膜血管腫 ……………………………………………………………………………… 49
脈絡膜骨腫 ……………………………………………………………………………………………… 52
脈絡膜母斑 ……………………………………………………………………………………………… 63
脈絡膜黒色細胞腫（メラノサイトーマ） …………………………………………………………… 73
脈絡膜悪性黒色腫（メラノーマ） …………………………………………………………………… 76
転移性脈絡膜腫瘍 ……………………………………………………………………………………… 105

網膜腫瘍

網膜血管腫 ……………………………………………………………………………………………… 121
　後天性網膜血管腫（血管増殖性網膜腫瘍） ……………………………………………………… 121
　網膜血管芽腫（網膜毛細血管腫） ………………………………………………………………… 130
　網膜海綿状血管腫 …………………………………………………………………………………… 133
網膜色素上皮過形成（肥大） ………………………………………………………………………… 134
網膜・網膜色素上皮過誤腫 …………………………………………………………………………… 138
網膜星状膠細胞過誤腫（結節性硬化症） …………………………………………………………… 141
後天性網膜星状膠細胞腫 ……………………………………………………………………………… 145
網膜芽細胞腫 …………………………………………………………………………………………… 149

v

視神経乳頭腫瘍

視神経乳頭黒色細胞腫（メラノサイトーマ） ……………………………… 157
視神経乳頭毛細血管腫 ……………………………………………………… 166

眼内リンパ腫

原発眼内リンパ腫 …………………………………………………………… 170
続発眼内リンパ腫 …………………………………………………………… 195

白血病

白血病の眼内浸潤 …………………………………………………………… 199

参考文献 ……………………………………………………………………… 205
索引 …………………………………………………………………………… 207

ひとり言

- 脈絡膜骨腫にまつわる虚しさと小さな喜び　59
- 実はもっと多いかもしれない脈絡膜骨腫　59
- 意外と無駄な X 線 CT や MRI 検査　68
- （裂孔原性）網膜剥離と勘違いされる脈絡膜悪性黒色腫　81
- 脈絡膜悪性黒色腫の生命予後　97
- 忘れがたい転移性脈絡膜腫瘍　119
- 経過観察の意義が問われる視神経乳頭黒色細胞腫　161
- 悩ましい原発眼内リンパ腫の鑑別疾患　188

装丁　糟谷一穂

略語一覧

［画像検査］

- FA　　　　　　　　　fluorescein angiography（フルオレセイン蛍光眼底造影）
- IA　　　　　　　　　indocyanine green angiography（インドシアニングリーン蛍光眼底造影）
- FAF　　　　　　　　fundus autofluorescence（眼底自発蛍光）
- OCT　　　　　　　　optical coherence tomography（光干渉断層計）
- UBM　　　　　　　　ultrasound biomicroscopy（超音波生体顕微鏡検査）
- CT　　　　　　　　　computed tomography（コンピューター断層撮影）
- MRI　　　　　　　　magnetic resonance imaging（核磁気共鳴画像法）
- ^{123}I-IMP SPECT　　N-isopropyl-p-[^{123}I]iodoamphetamine, single photon emission computed tomography（脳血流シンチグラフィ）
- PET　　　　　　　　positron emission tomography（ポジトロン断層法）

［治療］

- PDT　　　　　　　　photodynamic therapy（光線力学療法）
- TTT　　　　　　　　transpupillary thermotherapy（経瞳孔温熱療法）
- MTX　　　　　　　　methotrexate（メトトレキサート）

［その他］

- VEGF　　　　　　　vascular endothelial growth factor（血管内皮細胞増殖因子）
- CNV　　　　　　　　choroidal neovascularization（脈絡膜新生血管）

眼内腫瘍の診かたのコツ

■ まずは主要な疾患を把握しておく

　眼内腫瘍は数ある眼疾患の中でもきわめてまれな部類に入るが，その発生母地が虹彩，毛様体，脈絡膜，網膜，視神経乳頭と多彩であることに加え，それぞれに良性腫瘍と悪性腫瘍があるため，学術誌に症例報告として掲載されるような希少な疾患を含めると，実は膨大な種類の腫瘍が存在することになる．しかし，実際に経験する可能性のある腫瘍は限られているので，まずは頻度の高い眼内腫瘍を把握し，それらの疾患の臨床的特徴をつかんでおくことが適切な診断につながっていくと考えられる．

　遭遇する機会が他の腫瘍より高い良性眼内腫瘍を以下に挙げる．

- 虹彩：母斑，囊胞・色素細胞過誤腫(Lisch 結節)，
- 脈絡膜：母斑・血管腫・骨腫
- 網膜：血管腫(特に血管増殖性網膜腫瘍)，網膜色素上皮過形成(肥大)
- 視神経乳頭：黒色細胞腫・毛細血管腫など

　主な悪性眼内腫瘍を以下に挙げる．

- 虹彩：他臓器からの転移
- 脈絡膜：悪性黒色腫と他臓器からの転移
- 網膜：網膜芽細胞腫
- その他：発生の由来は不明ながら，臨床的にぶどう膜網膜炎などとの鑑別が問題となり，代表的な仮面症候群として知られる原発眼内リンパ腫(硝子体網膜リンパ腫)や白血病の眼内浸潤がある．

■ 診断に必要な画像検査の意義

　眼内腫瘍も眼瞼や結膜に生じる腫瘍と同様，診断に際して最も大きなウエイトを占めているのは検眼鏡的に観察される所見，すなわち肉眼所見である．極論すれば，各腫瘍に特徴的な臨床所見を認識しているか否かが，診断可能か否かの最大の要因ということになる．無論，本書の各論でも紹介しているように，基本となる検眼鏡的所見に加え，疾患によっては光干渉断層計(OCT)，眼底自発蛍光(FAF)，フルオレセイン蛍光眼底造影(FA)，インドシアニングリーン蛍光眼底造影(IA)，超音波断層検査，超音波生体顕微鏡検査(UBM)など，今日の眼科診療で一般的に用いられている画像診断検査から得られる情報が診断の後押しとなる腫瘍もあれば，他疾患との鑑別のうえでこれらの検査が重要になる眼内腫瘍もある．しかし，診断については，細隙灯顕微鏡による観察や眼底検査で得られる所見を上回る情報はない，といっても過言ではない．虹彩腫瘍のように細隙灯顕微鏡で得られる所見が唯一の診断根拠となる疾患もある．

　ちなみに網膜腫瘍や脈絡膜腫瘍に対しては，しばしば X 線 CT 検査や MRI 検査がオーダーされることがあるが，これらの検査から得られる情報はごく限られており，診断に寄与することは少ない．もちろん，硝子体出血や進行した白内障の存在，あるいは腫瘍に随伴して生じる続発性網膜剝離が高度な場合などでは，腫瘍そのものを観察することができないの

1

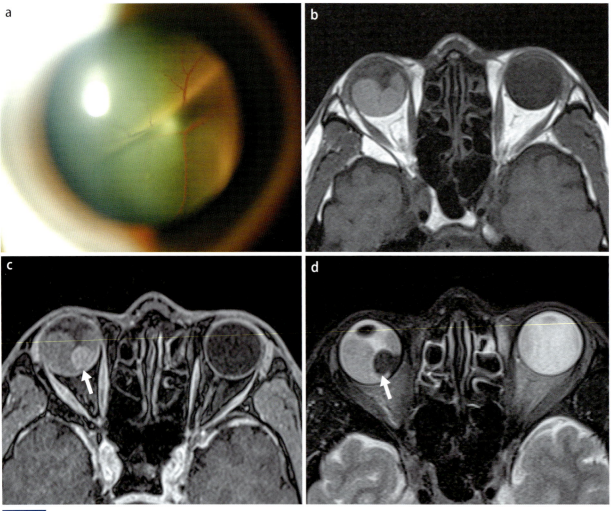

図1 最終的に脈絡膜悪性黒色腫(メラノーマ)の診断に至った症例

a：紹介時にはすでに続発性網膜剥離が進行し，全剥離の状態となっている(水晶体の後方に剥離した網膜が観察される).
b：MRI(T1強調画像). 眼内に何らかの病変が存在することは明らかであるが，詳細は不明である.
c：ガドリニウムによる造影MRI. 眼内に造影効果を示す円形の腫瘍(矢印)が描出されている.
d：MRI(T2強調画像). 腫瘍が低信号を呈し(矢印)，周囲の剥離した網膜とのコントラストも強調されている. 悪性黒色腫と，それに続発した網膜剥離に矛盾しない所見である.

で，さまざまな画像検査が貴重な情報をもたらす場合も例外的にはある(図1).

なお，悪性眼内腫瘍の場合，診断の確定というよりも他臓器転移の有無の確認目的に全身造影CTや，^{67}Gaシンチグラフィ，PET(PET/CT)などの核医学検査が行われることがある.

III 実はバリエーションに富む臨床像

前述したように，眼内腫瘍の診断に最も重要かつインパクトをもたらすのは直接観察される(肉眼)所見である. しかし，同じ眼内腫瘍でも，その表現型は多種多様であることを認識しておく必要がある(図2). 同一疾患でも小ぶりな場合もあれば大きなサイズの眼内腫瘍のこともある. 出血を伴うこともあれば，ない場合もあり，腫瘍の色調も種々の要因によって変わりうる. 病期の違いも，サイズや外観に大きな違いをもたらす可能性がある. しかし，それもこれも含めていろいろなパターンがあることを知っておけば，自ずと診断は絞られてくるはずである(そのようなバリエーションを紹介することが本書の最大の目的ともいえる).

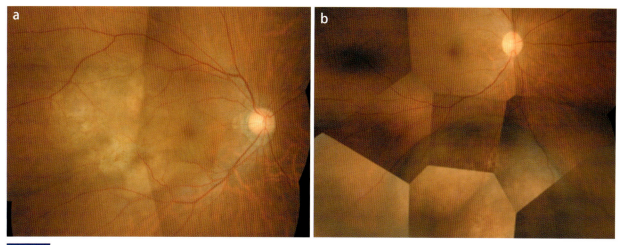

図2 転移性脈絡膜腫瘍
- 肺癌の脈絡膜転移（a, b）
- 同じ肺癌の転移でも，a は眼底後極部に平坦で境界不明瞭な病巣を，b は眼底周辺部に丈の高い境界明瞭な病巣を形成している

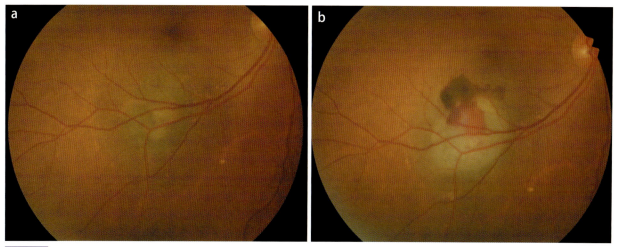

図3 母斑との鑑別が困難であった脈絡膜悪性黒色腫（メラノーマ）
- 初診時（a）と1年半後（b）の眼底所見
- 黄斑下方の色素性病変は明らかに隆起が増し，出血も生じている

IV 診断に重要な経時的観察と記録

　例外もあるが，一般に良性腫瘍は診断確定後もサイズの増大はほとんどない，あるいはきわめて緩徐なことが多い．一方，悪性腫瘍は原則として一定の時間的経過とともに容積を増していく．ただし，そのスピードは疾患によって千差万別であり，個人差もあるため，サイズの変化をどのような間隔でチェックしていくべきかについては一概に規定はできない．一方，外眼部にみられる悪性腫瘍の中には基底細胞癌のようにきわめて進行が緩徐で予後も比較的良好な疾患もあるが，眼内に発生する悪性腫瘍は生命予後にかかわる疾患がほとんどであることから，あまり悠長に構えていることもできない．

　とはいえ，現実には眼内にみられる腫瘍性病変が良性か悪性か判然としない場合はある．特に腫瘍のサイズが小さいうちは，なおさらである．そのような場合，最も確実な良性・悪性の判定方法は，経時的な病変サイズの変化の有無と程度を確認することに尽きる．たとえば，脈絡膜にみられる色素性病変が母斑であるのか悪性黒色腫（メラノーマ）であるのか，そ

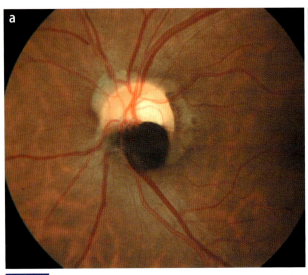 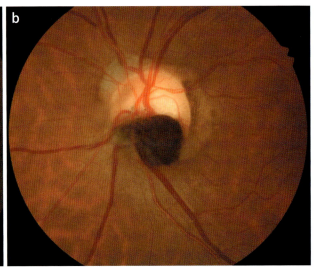

図4 神経乳頭の黒色細胞腫(メラノサイトーマ)
- 初診時(a)と2年後(b)の眼底所見
- サイズや外観にほとんど変化のないことがわかる

の判断が難しい症例は確かに存在する．その場合は眼底写真と超音波断層検査などで病変の外観やサイズを客観的かつ正確に記録し，一定期間のあとに再度確認していくことが，診断につながる大切なポイントとなる(図3)．眼底所見を見る限り，他臓器に生じた悪性腫瘍のぶどう膜組織への転移や，眼内リンパ腫(なかでも硝子体網膜リンパ腫の眼底型)が疑われるが，診断に確信がもてない場合も同様であり，これらの疾患については並行して必要な全身検査を行いつつ，眼科的には写真撮影による比較が非常に大切となる．眼底周辺部の腫瘍性病変であっても，近年普及しつつある広角眼底カメラを用いれば，サイズの変化の評価をより客観的かつ正確に行うことが可能である．このことは良性腫瘍についても当てはまり，たとえば視神経乳頭に生じる黒色細胞腫(メラノサイトーマ)は年余にわたってその外観に変化がないことが特徴であるが，写真撮影による記録を残しておけば診断も確実となるばかりでなく，情報を患者さんと共有することによってお互いに安心できる(図4)．とにかく病変を撮影装置で記録，保存しておくことが大切である．

虹彩腫瘍

虹彩嚢胞
iris cyst

虹彩色素上皮嚢胞
iris pigment epithelial cyst

- 虹彩色素上皮から発生する嚢胞は，その発生場所や大きさによって臨床所見ならびに症状も多彩であるが，視機能に影響を及ぼす症例は多くはない．したがって，健診で偶然発見されるか，他疾患で眼科を受診した際に発見されることが多い．嚢胞が瞳孔縁を越えると細隙灯顕微鏡下に観察可能となり，拡大した嚢胞が視軸に及ぶと視野，視力障害の原因となり，発見の契機となりうる．
- 虹彩周辺部に生じた場合はわずかな虹彩実質の隆起として認識され，前眼部OCTやUBMを用いることによって病変の存在が明らかとなる．黒褐色を呈する類円形の腫瘍として発見され，多くは単発であるが多発することもある．散瞳して観察すると，全体像がより明らかになることが多い．
- 毛様体に生じる充実性腫瘍などと異なり，虹彩色素上皮由来の嚢胞は水晶体の偏位や白内障を生じる可能性は少ない．また，自然消退することもある．
- きわめてまれではあるが，嚢胞が虹彩色素上皮から分離し，硝子体腔内に浮遊し，硝子体嚢胞として発見されることがある．

- 視機能に影響がなければ治療を行う必要はない．嚢胞が視軸にかかるような場合も，散瞳することによって視機能への影響が軽減することがある．
- 治療は針による穿刺やレーザーによる穿孔などの方法と外科的切除があるが，前者では短期間で再発する可能性がある．

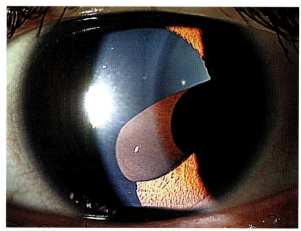

症例1　虹彩色素上皮嚢胞
- 散瞳後の状態
- 茶色い嚢腫が瞳孔縁を乗り越えて，前房側に突出している

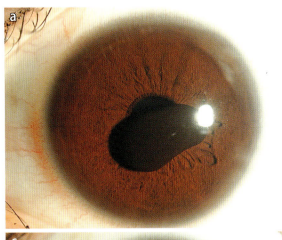
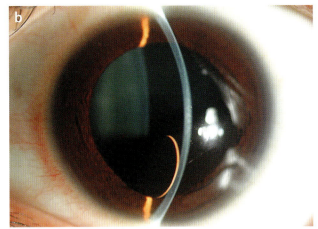
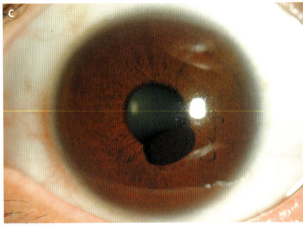

症例2 虹彩色素上皮囊胞

a：虹彩色素上皮，すなわち虹彩裏面から発生した囊胞．瞳孔の2/3以上が囊胞によって覆われている．このように濃い茶褐色の外観を呈することが多い．

b：散瞳薬点眼後．囊胞の全体像がうかがえる．散瞳に伴い，囊胞自体はやや下方に移動し，瞳孔領の中心が露わになっている．

c：8年後．未治療のまま経過観察を続けていたところ，囊胞は"張り"を失いつつ，徐々に縮小していった．

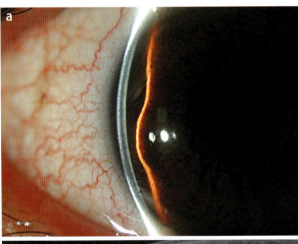

症例3 虹彩色素上皮囊胞

a：9時方向の虹彩が前方（前房側）に突出しているのがわかる．

b：前眼部OCT所見．囊胞によって虹彩が前房側に押し出されている様子がわかる（矢印）．角膜内皮には接触していない．

c：UBM所見．虹彩の裏面に囊胞が観察される（矢印）．細隙灯顕微鏡所見と併せ，囊胞は毛様体色素上皮ではなく，虹彩色素上皮から生じていると考えられる．

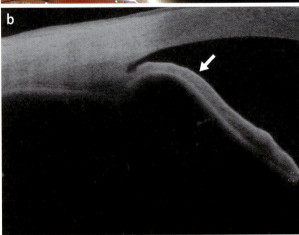
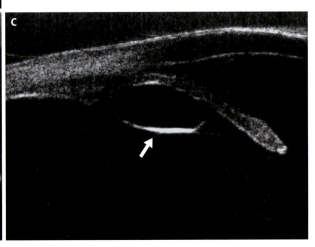

虹彩実質嚢胞
iris stromal cyst

臨床像

- 虹彩実質から発生する嚢胞で，先天性と後天性に分けられる．後者には特発性のものと，外傷や虹彩に対する外科的処置をきっかけに発生するものがある．虹彩実質嚢胞の多くは下方にみられる．
- 嚢胞の壁は薄い数層の上皮細胞から構成され，内部には透明〜やや混濁した液性成分が含まれる．嚢胞壁が前房側に露出している場合は半透明〜灰白色の外観を呈し，嚢胞の表面がメラニン色素で覆われている場合は茶褐色の色調を呈する．表層の色素は不均一な場合もある．いずれの場合も前房内にドーム状の隆起性病変として観察される．
- 長期にわたって嚢胞のサイズに変化がみられないこともある一方，短期間で拡大し，瞳孔の変形や偏位のほか，嚢胞により瞳孔そのものが覆われて視機能障害の原因となることがある．嚢胞が角膜内皮に長期間接触すると，角膜内皮細胞数の減少をきたす．また，白内障を生じることがあり，診断の契機となる．

治療

- 嚢胞のサイズが小さく，視機能に問題がなければ経過観察のみでかまわない．瞳孔の偏位をきたしている症例や嚢胞により瞳孔領が覆われている場合，白内障などによる視力低下例のほか，嚢胞が角膜内皮に接触し，経時的に内皮細胞数の減少が確認されるような症例は治療の適応となる．
- 治療法には従来からの針による穿刺，レーザーによる穿孔，外科的切除，冷凍凝固による再発予防処置などのほか，アルコールやマイトマイシンＣの嚢胞内注射などの報告がある．
- 最近はスモールゲージの硝子体カッターが使用可能となり，前房メインテナーなどで前房の空間を保持しながら嚢胞壁を可及的に切除する方法も行われる．ただし，カッターのみですべてを処理することは困難なことが多く，前嚢鑷子や硝子体鑷子を用いて可能な限り嚢胞壁の上皮細胞を切除することになる．

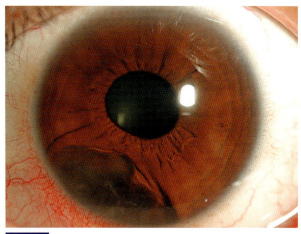

症例1　虹彩実質嚢胞

- 虹彩周辺部，5時30分〜8時方向の淡い黒褐色の嚢胞の存在により，瞳孔がわずかに変形している

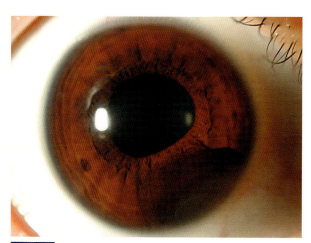

症例2　虹彩実質嚢胞

- 嚢胞のほぼ全面が色素に覆われている．周辺部は角膜内皮に接触している

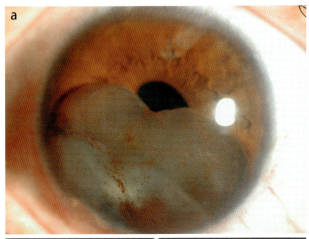
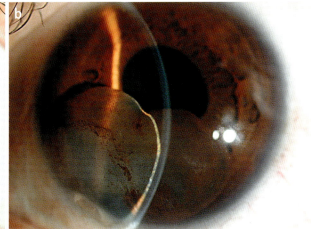
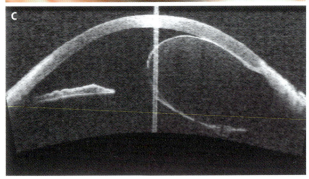

症例3　虹彩実質囊胞

a：前房内の半分近くを占拠している囊胞．
b：散瞳薬点眼後．囊胞壁が広範囲にわたって角膜内皮に接触しており，すでに内皮細胞数が減少していた．
c：前眼部 OCT 所見．囊胞壁の前面が広範囲にわたって角膜内皮に接触していることがわかる．虹彩自体も著しく萎縮していることが推察される．

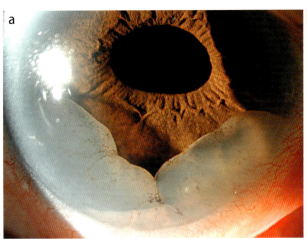
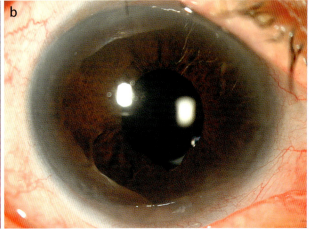
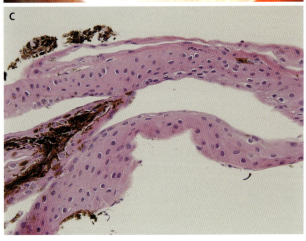

症例4　虹彩実質囊胞

a：半透明で多房性の囊胞がみられる．
b：治療後．前房メインテナーと粘弾性物質を使用しながら，前囊鑷子を用いて囊腫を切除した．瞳孔が上方に偏位していたため，下方に瞳孔括約筋切開を加えている．
c：摘出した囊胞壁の病理組織像．数層の上皮細胞からなる囊胞壁．メラニン色素もみられる．

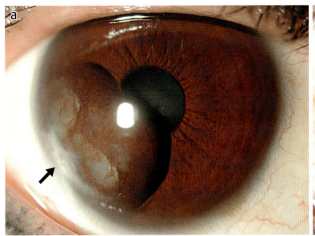
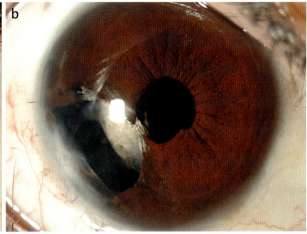
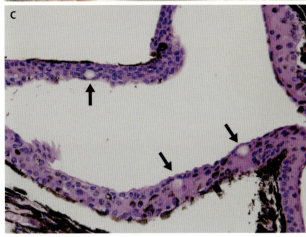

症例5　虹彩実質囊胞

a：拡大した囊胞壁が角膜内皮に接触している部分は色素に乏しく灰白色を，接触していない部分は色素に覆われ茶褐色を呈している．併発する後囊下水晶体混濁が進行し，矯正視力は0.3に低下していた．
外傷の既往は明らかではなかったが，囊胞のみられる8時方向の周辺部角膜に何らかの外傷の可能性を疑わせる瘢痕性の混濁（矢印）がみられる．

b：治療後．超音波水晶体乳化吸引術と眼内レンズ挿入術，および囊胞壁の可及的切除と瞳孔形成術施行後1年．矯正視力は1.0に改善した．

c：摘出した囊胞壁の病理組織像．メラニン色素を含む数層の扁平上皮からなる囊胞壁．上皮内に胚細胞（矢印）が散見される．

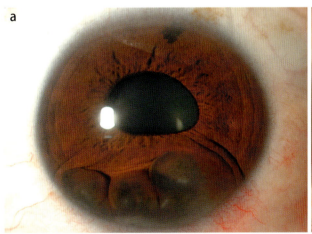
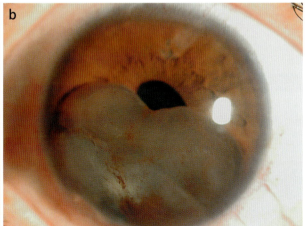
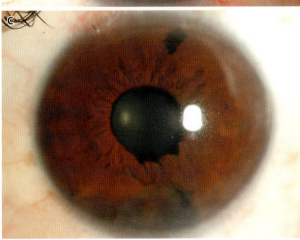

症例6　虹彩実質囊胞（症例3の経過）

a：虹彩下方に多房性で淡い褐色調を呈する囊胞がみられ，瞳孔が横長に変形している．4時方向の虹彩には皺襞がみられる．

b：2か月後．前房内の容積のほぼ半分を囊胞が占め，瞳孔も半分以上が覆われている．

c：治療後．硝子体カッターと前囊鑷子による囊胞の摘出を行い，2か月後の所見．瞳孔が上方に偏位していたため，瞳孔縁の下方に瞳孔括約筋切開を加えてある．

虹彩腫瘍

虹彩色素細胞過誤腫（Lisch 結節）
iris melanocytic hamartoma（Lisch nodule）

 臨床像
- 神経線維腫症Ⅰ型患者の虹彩に高頻度で観察される，多発性の小結節病変である．淡い褐色〜茶褐色，あるいは虹彩とほぼ同様の色調を呈し，虹彩面からわずかに突出しているように観察される．生下時には存在せず，5〜6歳までに出現するとされる．まれに神経線維腫症とは無関係に発生する特発例が存在する．
- 組織学的には紡錘形の母斑細胞様細胞の集塊からなる．

 治療
- 視機能に影響を及ぼすことはなく，治療の適応はない．

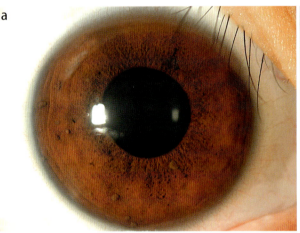
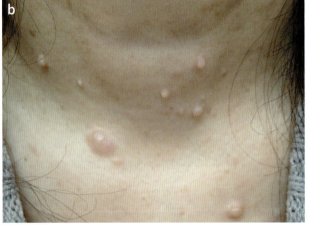

症例1 虹彩色素細胞過誤腫（Lisch 結節）
a：虹彩の表層に，境界明瞭な褐色の小結節病変が多発している．僚眼の虹彩にも同様の病変が観察された．
b：同症例の頸部に多発する神経線維腫．

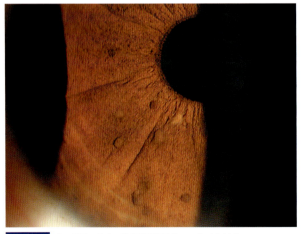
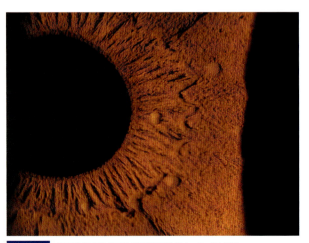

症例2 虹彩色素細胞過誤腫（Lisch 結節）
- 虹彩とほぼ同様の色調を呈する小結節病変が多発している

症例3 虹彩色素細胞過誤腫（Lisch 結節）
- 虹彩よりやや淡明な色調の小結節病変が散在している

虹彩腫瘍

虹彩母斑
iris nevus

臨床像
- 虹彩の表面に黒～黒茶色の色調を呈する隆起のない，あるいはごくわずかな隆起を伴う色素性病変である．思春期以降にメラニン色素が増加することによって顕性化することが多い．隆起を伴う黒色調の強い虹彩母斑は黒色細胞腫（メラノサイトーマ）（☞12頁）との鑑別が難しい．
- 瞳孔にわずかな変形を生じることがあるが，視機能に影響を及ぼすことはほとんどない．

治療
- 一般に治療の適応はない．白人と異なり，悪性黒色腫（メラノーマ）（☞15頁）などへの転化の可能性はきわめて低い，またはほぼないので，定期的な経過観察は原則不要である．
- きわめてまれに続発緑内障に至る症例があるとされる．

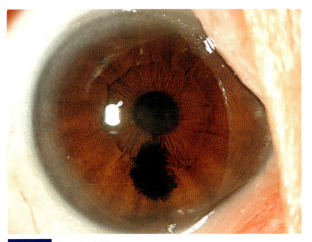

症例1　虹彩母斑
- 瞳孔下方にみられる，辺縁不整で隆起のない色素性病変

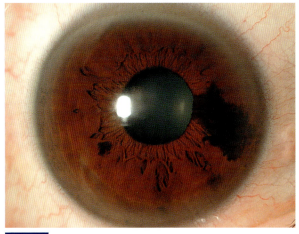

症例2　虹彩母斑
- 虹彩の3時方向にみられる，平坦で辺縁が不整な色素性病変

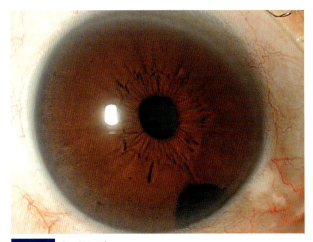

症例3　虹彩母斑
- 5時方向の虹彩周辺部にみられる，ごくわずかな隆起を伴う色素性病変．瞳孔の変形を生じている
- 黒色細胞腫（メラノサイトーマ）と鑑別を要する症例

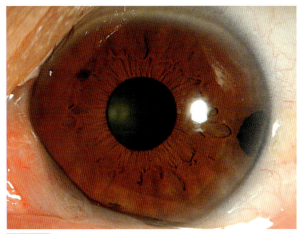

症例4　虹彩母斑
- 3時方向の虹彩周辺部にみられる，わずかに厚みのある黒褐色の病変
- 黒色細胞腫（メラノサイトーマ）と鑑別を要する症例

虹彩腫瘍

虹彩黒色細胞腫（メラノサイトーマ）
iris melanocytoma

 臨床像
- 虹彩の主に周辺部にみられる色素性病変で，黒褐色〜黒色のやや隆起を伴った境界明瞭な腫瘤である．一般に色調は母斑(☞11頁)よりも黒色である．虹彩の下方にみられることが多い．隆起が一定以上になると角膜内皮に接触するが，内皮障害に至ることは少ない．形状は時間経過とともにわずかに変化し，スムーズであった辺縁が不整になったり，やや拡大することがある．色素性病変の存在する方向に虹彩が牽引され，瞳孔の変形をきたすことがある．
- 隅角にはメラニン色素の沈着がみられることが多く，線維柱帯の広範囲に大量の色素沈着をきたすと眼圧上昇（続発緑内障）の原因となる．

 治療
- きわめてまれに悪性黒色腫(☞15頁)へと転化する可能性があるが，原則として治療の適応はない．
- 薬物療法に抵抗する眼圧上昇例や視野障害進行例に対しては，濾過手術が必要になることがある．黒色細胞腫の局在部位や大きさによっては腫瘍の局所切除術が可能なこともあり，結果として眼圧下降が得られる可能性もある．

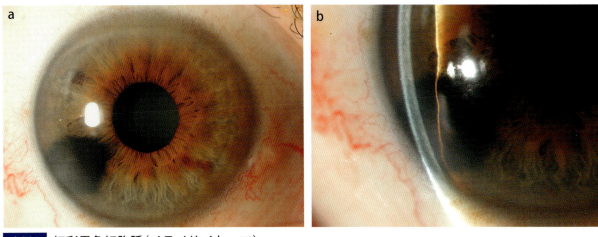

症例1 虹彩黒色細胞腫（メラノサイトーマ）

a：8時方向の虹彩周辺部にみられる黒色で厚みのある色素性病変.
b：スリット写真．黒褐色の病変は隆起し，一部は角膜内皮に接している．

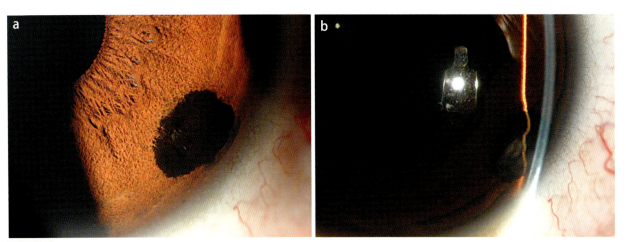

症例2 虹彩黒色細胞腫（メラノサイトーマ）

a：虹彩の4時方向にやや厚みのある，黒褐色の色素性腫瘤がみられる．境界は明瞭だが，辺縁がやや不整である．
b：スリット写真．腫瘤には不規則な隆起がみられるが，角膜内皮には接触していない．

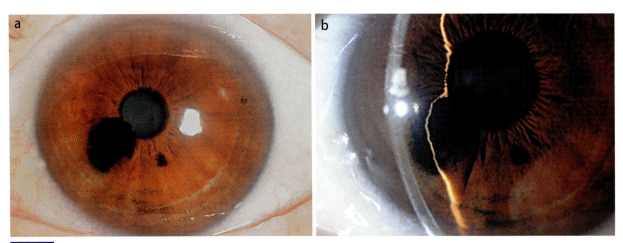

症例3 虹彩黒色細胞腫（メラノサイトーマ）

a：8時方向の瞳孔縁にみられる，ドーム状の黒褐色腫瘤．2時半方向や5時方向には雀卵斑（freckle）がみられる．
b：スリット写真．かなり隆起はあるが，瞳孔縁付近に生じた腫瘤であるため角膜内皮には接触していない．

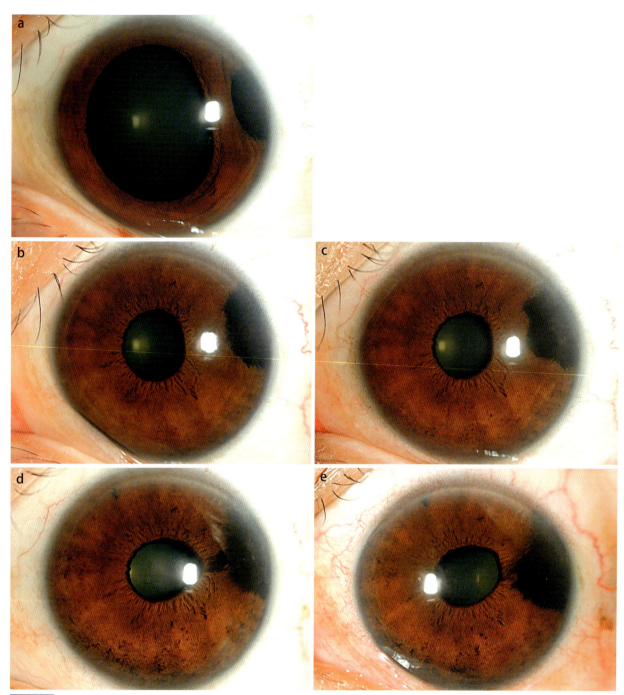

症例4 虹彩黒色細胞腫（メラノサイトーマ）

a～e：経年変化
 a：初診時．2時半方向の虹彩周辺部にみられる，隆起を伴った楕円形の黒褐色の腫瘤．
 b：3年後．初診時と比較してわずかに色素性病変が瞳孔方向に拡大し，辺縁が不整になっている．
 c：5年後．色素性病変が明らかに拡大し，形もやや不整となっている．
 d：8年後．色素性病変の一部が中央方向に伸長し，反対に瞳孔は2時半方向に牽引されている．
 e：10年後．色素性病変のさらなる拡大が確認されるが，隆起はむしろ減少し，瞳孔の形に変化はない．

虹彩腫瘍

虹彩悪性黒色腫（メラノーマ）
iris melanoma

 臨床像

- ぶどう膜悪性黒色腫の中でも虹彩由来の悪性黒色腫が占める割合は数％に過ぎず，きわめてまれな腫瘍である．茶褐色，あるいは黒褐色調の腫瘤として虹彩上に観察される．限局性に生じる場合とびまん性に増殖するパターンが知られ，後者は腫瘍細胞の隅角への浸潤により続発緑内障に至ることがある．
- 欧米のテキストには虹彩下方に好発するとの記載があるが，自験例では必ずしもそうではない．発症初期の段階では母斑（☞11頁）や黒色細胞腫（メラノサイトーマ）（☞12頁）との鑑別が問題となるが，これらの良性色素性腫瘍はサイズの変化がない，もしくはきわめて乏しいのに対し，悪性黒色腫は経時的に拡大していく点が決定的に異なる．ただし，拡大の速度は個人差があり，きわめて緩徐な場合と比較的短期間で大きくなる場合がある．
- 診断は細隙灯顕微鏡所見と経時的変化の確認によって行われるが，虹彩後方あるいは毛様体方向への浸潤の過程や程度の把握には，UBMや前眼部OCTによる観察が有用である．

 治療

- 虹彩のごく一部に限局した腫瘤であれば，周囲の正常な虹彩組織とともに，すなわち一定の安全域とともに病変を切除し，眼球を温存することが可能である（局所切除術）．いずれにしても術前の細隙灯顕微鏡所見と隅角鏡所見，さらにUBMなどによる虹彩後方や毛様体の状態の評価が手術適応を決定するうえで重要となる．
- 病変が90～120°以上に及ぶ場合は，局所切除術は困難であり，眼球摘出術もしくは放射線療法〔ルテニウム（^{106}Ru）による小線源照射など〕が選択される．

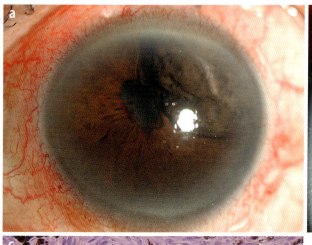
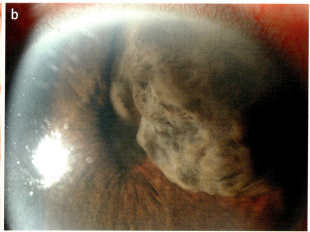
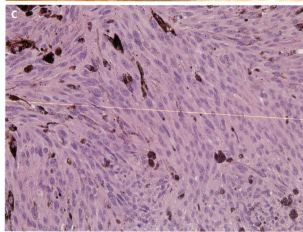

> **症例1** 虹彩悪性黒色腫（メラノーマ）
>
> a：虹彩の12〜3時方向にかけて表面不整な茶褐色の腫瘤がみられる．瞳孔は腫瘤に圧排され変形し，虹彩後癒着を生じている．毛様充血もみられる．
> b：2週間後の前眼部所見．腫瘤は明らかに拡大し，瞳孔領にまで及んでいる．
> c：病理組織像．茶褐色の腫瘤は密に増殖した紡錘形の細胞からなり，色素塊が散在している．

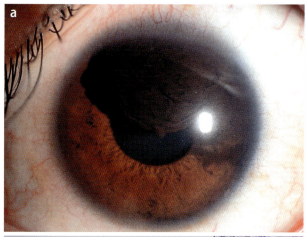
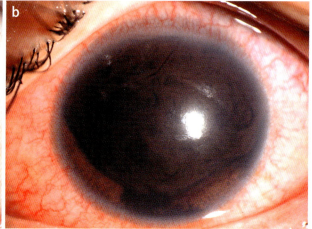
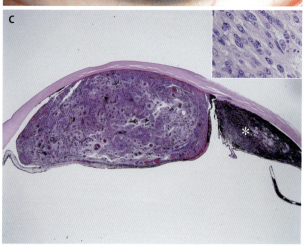

> **症例2** 虹彩悪性黒色腫（メラノーマ）
>
> a：前房内のほぼ半分を占める黒褐色の色素性腫瘤．
> b：初診から3週間後．腫瘤は前房内を埋め尽くし，眼圧も50 mmHg以上となった．
> c：病理組織像．前房内に充満した色素性腫瘤は，脱メラニン処理により紡錘形の細胞の増殖であることがわかる（HE染色，右上）．毛様体には黒色細胞腫（メラノサイトーマ）がみられるが（＊），虹彩の悪性黒色腫との連続性は明らかではない．

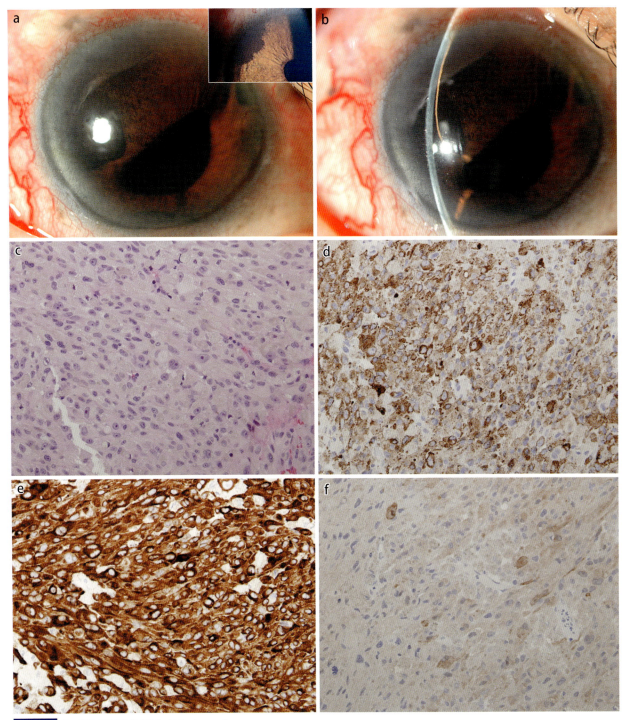

症例3 虹彩悪性黒色腫（メラノーマ）

a：虹彩の8〜2時方向にかけて茶褐色の隆起性病変がみられ，前房内の半分以上を占拠している．腫瘍の表層には色素の増殖が強い部分がみられ，同様の変化は健常な虹彩周辺部にもみられる．黒色細胞腫（メラノサイトーマ）が悪性転化したと考えられる症例（右上は10年前の前眼部写真）．

b：スリット写真．前房内に突出した腫瘍が角膜内皮に接触している．毛様充血とともに，耳側結膜には拡張した血管がみられる．

c〜f：病理組織像．HE染色で異型性を伴う紡錘形の細胞を主体とした細胞増殖がみられ（**c**），免疫染色の結果，HMB-45（**d**）およびMelan-A（**e**）が陽性，S-100蛋白（**f**）もわずかに陽性所見を呈している（いずれも脱メラニン処理後の標本）．

虹彩腫瘍

転移性虹彩腫瘍
metastatic iris tumor

 臨床像

- 眼外臓器に発生した悪性腫瘍のぶどう膜組織への転移の中でも，虹彩への転移は脈絡膜転移例に比べるとその頻度はかなり低く，毛様体転移例と合わせても全ぶどう膜転移の10％程度とされる．しかし，担癌患者の長期生存例が増加している昨今，今後，虹彩転移症例を経験する機会は増えていく可能性がある．
- 自覚症状としては，腫瘍からの出血（前房出血）や随伴する前房内炎症による霧視や視力低下などがあり，これらの症状の出現が診断の契機となる．脈絡膜転移の原発巣としては，男性は肺癌，女性は乳癌が多くを占めるが，虹彩転移は男女ともに肺癌が多くを占める傾向にある．
- 転移病巣内の血管の多寡に応じて，外観は白色，灰白色，桃色，赤色などの色調を呈し，形状も類円形〜不整形とさまざまで，臨床所見は多彩である．虹彩に単発の結節性病変がみられることが多いが，複数の腫瘤を形成することもある．隅角に限局した小さな病変の場合，隅角鏡を使用することによって初めて観察が可能となる．いずれも経時的に観察していくと，病巣の増大や形状の変化がみられる．
- 前房中には個々の腫瘍細胞そのものや，反応性に現れる炎症細胞が観察されることがあり，角膜後面沈着物のほか腫瘍細胞が前房下方に沈殿・集積することによって偽前房蓄膿を生じることもある．腫瘍内には多かれ少なかれ血管新生を伴っており，前房出血や眼圧上昇の原因となる．
- 転移性虹彩腫瘍は他臓器に悪性腫瘍の治療歴のある場合や，現在治療中の症例がほとんどであるため，眼所見と病歴の確認によって診断可能なことが多い．しかし，きわめてまれに眼内転移が先行して発見されることがある．原発巣が不明な場合，あるいは診断に確信がもてない場合は，前房穿刺による細胞診が診断に役立つことがある．また，原発巣に応じた腫瘍マーカーが前房水中で上昇していることが多く，診断の一助となる．

 治療

- 脈絡膜転移と同様，虹彩転移の治療は原疾患の状態に応じて対応していくことになる．すなわち，転移病巣がもたらす視機能への影響の有無や程度，全身状態，予想される経過（生命予後）などを勘案しながら選択していくことになる．原疾患に対する全身化学療法が虹彩病変に対して奏効することもあれば，局所放射線療法の効果も期待できることが多い．
- 保険適用外ではあるが，血管に富む病変や虹彩ルベオーシスを併発した症例にはVEGF阻害薬の前房内注射が劇的に奏効し，腫瘍の縮小化や眼圧の下降が得られることがある．

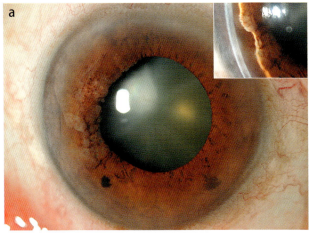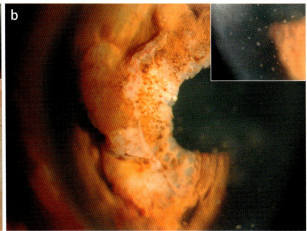

症例1　転移性虹彩腫瘍

a：肺腺癌の転移．虹彩表面に大小不同の結節性，小灰白色の病変が多発している．角膜内皮には接触していない（右上）．
b：眼科初診から3週間後．小さな結節性腫瘤は癒合・拡大し，角膜後面沈着物も生じている（右上）．

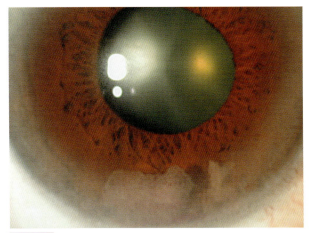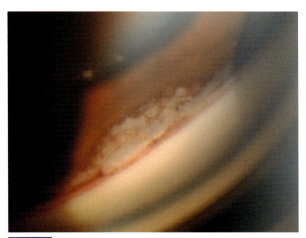

症例2　転移性虹彩腫瘍

- 肺腺癌の転移
- 6時方向の虹彩上に灰白色の不整形腫瘤がみられる

症例3　転移性虹彩腫瘍

- 肺腺癌の虹彩および隅角への転移
- 虹彩周辺部から隅角に灰白色の粒状腫瘤がみられる

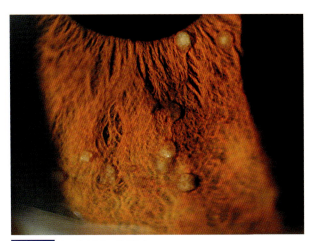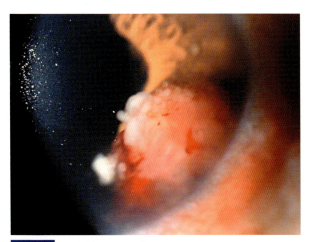

症例4　転移性虹彩腫瘍

- 肺腺癌の転移
- 肉芽腫性ぶどう膜炎にみられるBusacca結節を思わせる小灰白色腫瘤が多発している

症例5　転移性虹彩腫瘍

- 肺小細胞癌の転移
- 一部，腫瘤の形状が崩れ，出血を伴っている

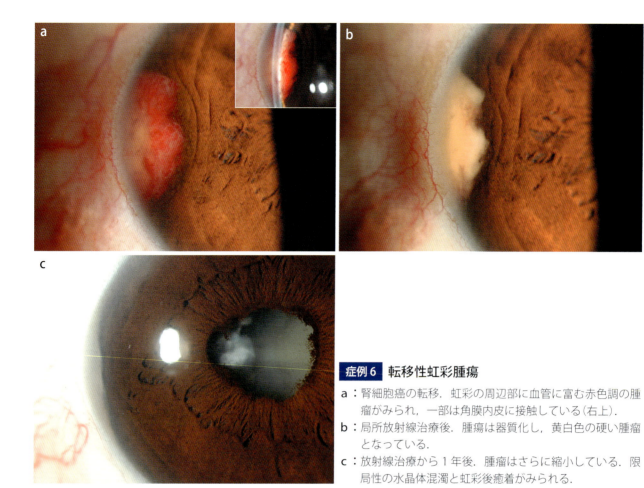

症例6　転移性虹彩腫瘍

a：腎細胞癌の転移．虹彩の周辺部に血管に富む赤色調の腫瘍がみられ，一部は角膜内皮に接触している（右上）．
b：局所放射線治療後．腫瘍は器質化し，黄白色の硬い腫瘍となっている．
c：放射線治療から1年後．腫瘍はさらに縮小している．限局性の水晶体混濁と虹彩後癒着がみられる．

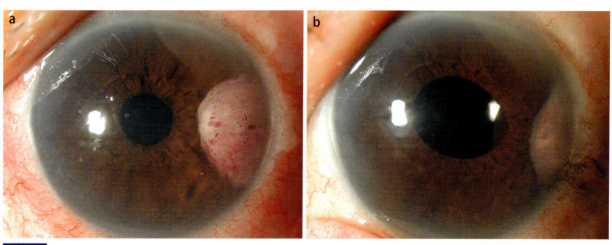

症例7　転移性虹彩腫瘍

a：胃癌の転移．白桃色の腫瘍の表層には口径不同の血管が走行し，表層には点状出血もみられる．
b：局所放射線治療後．腫瘍は縮小，器質化し，白色化している．

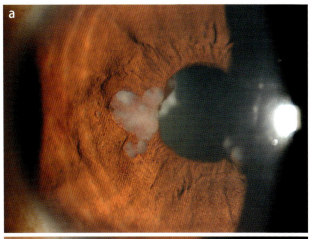
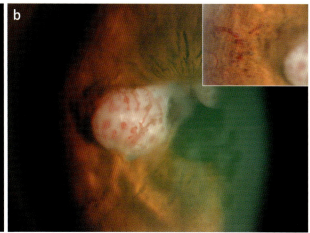
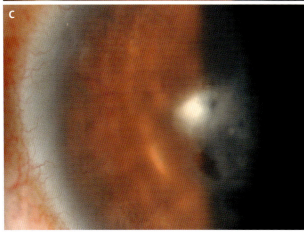

症例8 転移性虹彩腫瘍

a：肺小細胞癌の転移．瞳孔縁に白色の結節性小腫瘤が多発している．
b：全身化学療法後．腫瘤はこの程度の大きさで推移していたが，虹彩ルベオーシス（右上）出現後，徐々に眼圧が上昇していった．
c：VEGF阻害薬（ベバシズマブ）の前房内注射後．腫瘤はすみやかに縮小し，ルベオーシスも消退して眼圧も正常化した．

鑑別疾患

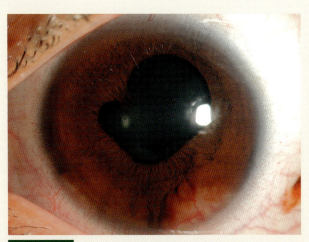

鑑別疾患1 サルコイドーシス
- 虹彩の周辺部に新生血管を伴った不整形の白桃色腫瘤がみられる
- 虹彩後癒着を生じている

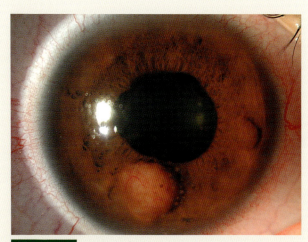

鑑別疾患2 サルコイドーシス
- 虹彩上に複数の結節性病変がみられる
- 下方の大きな腫瘤の表層には新生血管が観察される
- ステロイドの局所および全身投与で消失した

毛様体腫瘍

毛様体黒色細胞腫（メラノサイトーマ）
ciliary body melanocytoma

 臨床像
- 毛様体に生じる黒色，黒褐色，あるいは茶褐色を呈する腫瘍である．虹彩の後方に発生するため，サイズが小さいうちは発見される可能性は低いが，ある程度の大きさとなって病変の一部が瞳孔領に現れたり，虹彩周辺部に黒色調の変化や周辺虹彩前癒着を生じてくると，眼科を受診した際などに偶然発見され，診断に至ることになる．水晶体への圧迫による白内障や水晶体の位置異常に伴う視機能の低下が診断の契機となることもある．
- 臨床的には毛様体由来の悪性黒色腫（☞26頁）との異同が問題となるが，細隙灯顕微鏡による観察のみでは両者の鑑別は困難なことが多い．ただし，悪性黒色腫が経時的に増大していくのに対し，黒色細胞腫はサイズの変化に乏しく，増大する場合もきわめて緩徐に大きくなっていく点が異なる．すなわち，診断の確定には経過観察がきわめて重要となる．
- 隅角への色素の散布により，続発緑内障をきたすことがある．

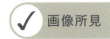 **画像所見**
- 悪性黒色腫と同様，T1強調画像で高信号，T2強調画像で低信号を呈する．したがって，MRIによる両疾患の鑑別はほぼ不可能である．
- 超音波断層検査（Bモード）では毛様体に充実性の腫瘤としてとらえることができるとともに，悪性黒色腫と異なり短期的にはサイズに変化がみられないことを確認することが診断の根拠の1つとなる．

 治療
- 視機能に影響がなければ治療の適応はない．合併症としての白内障の進行や，水晶体の偏位による乱視の増強などが確認された場合には，まずは白内障の治療を優先する．
- 腫瘍が視軸に及び，視野障害や視力低下を生じた場合や，水晶体や眼内レンズの著しい偏位をきたした場合は眼球を温存した局所切除術などの適応となるが，そのような状態に至った時点では局所切除も技術的に困難なほど大きくなってしまっていることもある．現実には悪性黒色腫との鑑別がつかないまま，眼球摘出に至る事例も存在すると考えられる．

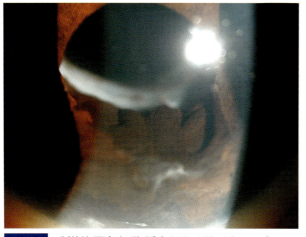

症例1 毛様体黒色細胞腫（メラノサイトーマ）

- 瞳孔領の下方で虹彩と水晶体前囊間に位置する，茶褐色で複数の突起を有する黒褐色腫瘤が観察される
- 下方では周辺虹彩前癒着を生じている
- 眼内レンズ挿入眼である

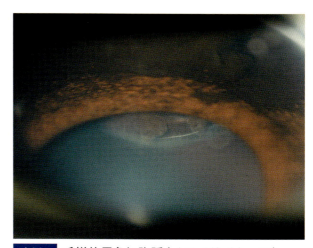

症例2 毛様体黒色細胞腫（メラノサイトーマ）

- 隅角鏡を用いた散瞳下の観察で，虹彩の後方に黒褐色腫瘤の一部が確認される
- 隅角から虹彩周辺部にかけて，同様の色素性腫瘍が広範囲にわたってみられる

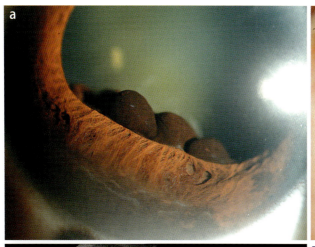

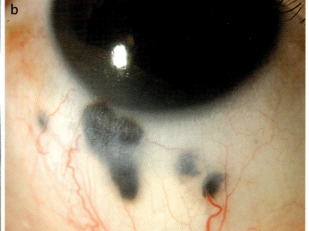

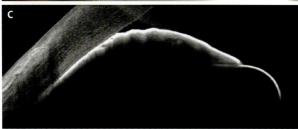

症例3 毛様体黒色細胞腫（メラノサイトーマ）

a：散瞳することによって，瞳孔領の5〜8時方向にかけて，多房性の茶褐色腫瘤が確認される．
b：色素性腫瘍の一部が強膜を穿破して結膜下に観察される．
c：OCT所見．腫瘍の前面が広範囲にわたって角膜内皮に接触している．

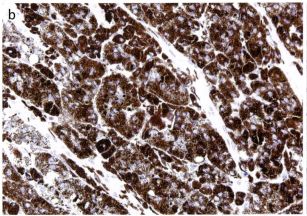

症例4 毛様体黒色細胞腫（メラノサイトーマ）

a：虹彩の後方に茶褐色の腫瘤がみられ，表層の一部は線維化を思わせる白色の変化をきたしている．

b, c：局所切除された腫瘍の病理組織像．胞体内に豊富なメラニン色素を含んだ類円形の細胞が密に増殖している（b，HE染色）．脱メラニン処理を行うと（c），わずかな核の異型を伴った大きな胞体の細胞から構成されていることがわかる．

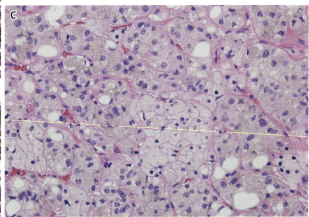

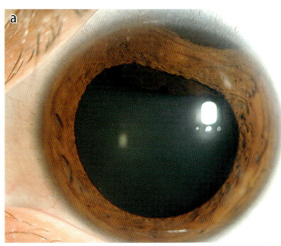

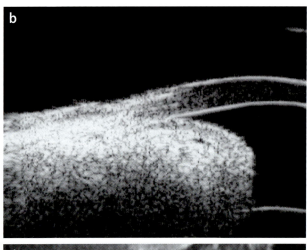

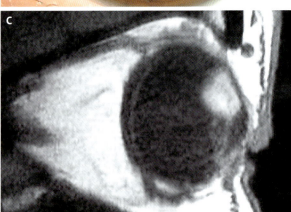

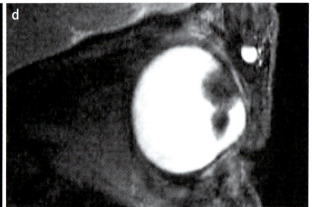

症例5 毛様体黒色細胞腫（メラノサイトーマ）

a：虹彩と水晶体の間に茶褐色の腫瘤が観察される．虹彩の周辺部には同様の色素性変化がみられる．

b～d：各種画像検査所見．UBM（b）では，毛様体に一致して充実性の腫瘤が確認される．
腫瘤は，MRI T1強調画像（c）では高信号を，MRI T2強調画像（d）では低信号を呈している． （つづく）

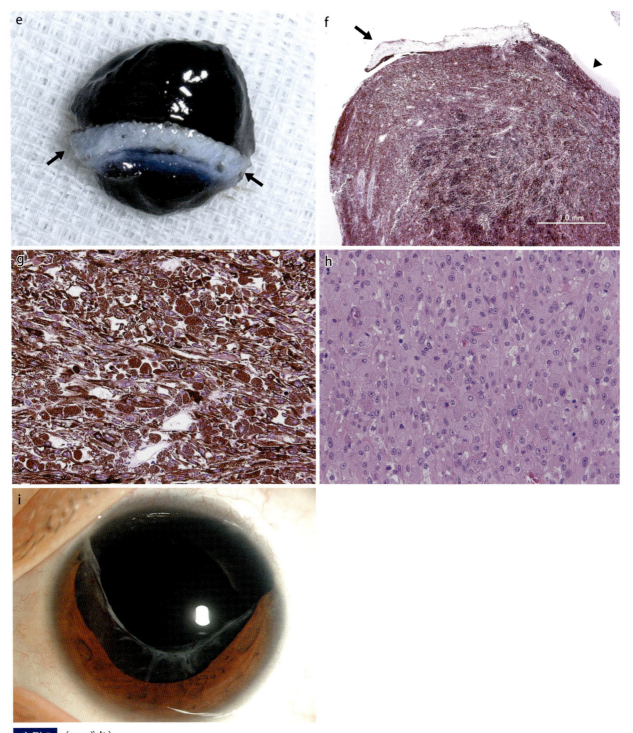

症例5 (つづき)

e~h：局所切除された腫瘍の病理組織像.
 e：マクロ所見. 腫瘍とともに, 半層に切開・切除された強膜(矢印)もみられる.
 f：腫瘍とともに切除された虹彩(矢印)と強膜(矢頭)（弱拡大, HE染色）.
 g：メラニン色素を含んだ細胞が密に増殖している（強拡大, HE染色）.
 h：脱メラニン処理により, わずかに異型性のみられる円形～紡錘形の細胞の増殖であることがわかる.
i：術後の前眼部所見. 虹彩とともに後嚢も周辺の2/5程度が切除されている. 無水晶体眼の状態である.

毛様体黒色細胞腫（メラノサイトーマ）

毛様体腫瘍

毛様体悪性黒色腫（メラノーマ）
ciliary body melanoma

- 毛様体に生じる悪性黒色腫の発生頻度は脈絡膜悪性黒色腫(☞76頁)よりはるかに低い．そもそも毛様体腫瘍はその局在の特殊性のため，自覚症状が現れるまでに時間を要することが多く，他覚的にも発見することが容易でないため，一般に診断は遅れがちである．また，ある程度，腫瘍が大きくなり後極側に伸展していった場合，それが毛様体由来の悪性黒色腫であるのか，脈絡膜から生じた悪性黒色腫が毛様体に及んでいるのか，その判断が困難なこともある．
- 細隙灯顕微鏡による観察で，虹彩周辺部の色素性病変の存在と虹彩の膨隆，虹彩後方から瞳孔領に及ぶ腫瘍の存在，腫瘍による圧迫が原因で生じる水晶体の混濁（白内障）や偏位，腫瘍の局在に一致して走行する拡張・蛇行した強膜血管などの存在が診断の契機となる．白内障手術の術中，あるいは術後に腫瘍の存在が明らかになることもある．

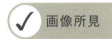

- MRIでは脈絡膜悪性黒色腫と同様，T1強調画像で高信号，T2強調画像で低信号を呈するが，良性腫瘍を含むほかの毛様体腫瘍はいずれも同様の所見を呈することが多いため，MRIによる質的診断には限界がある．また，腫瘍がよほど大きくならない限り，2〜3mmのスライスによる画像検査によって病変をとらえることは難しく，MRIやCTの診断における意義はあまり高くはない．
- 超音波断層検査(Bモード)やUBMでは毛様体に充実性の腫瘤を確認することができ，疑診例に対しては経時的にサイズを計測しながら変化の有無を確認することが重要である．

- 腫瘍が比較的小さい段階で発見・診断された場合には，腫瘍のみを切除し，眼球を温存する局所切除術が行われる場合もあるが，適応となる症例は限られる．なぜならば，診断確定時には腫瘍が虹彩あるいは脈絡膜へと浸潤し，眼球摘出術を選択せざるを得ないことが多いからである．
- 毛様体悪性黒色腫の場合，脈絡膜悪性黒色腫に対して行われている重粒子線治療による眼球温存療法の実績もほとんどないのが実情である．

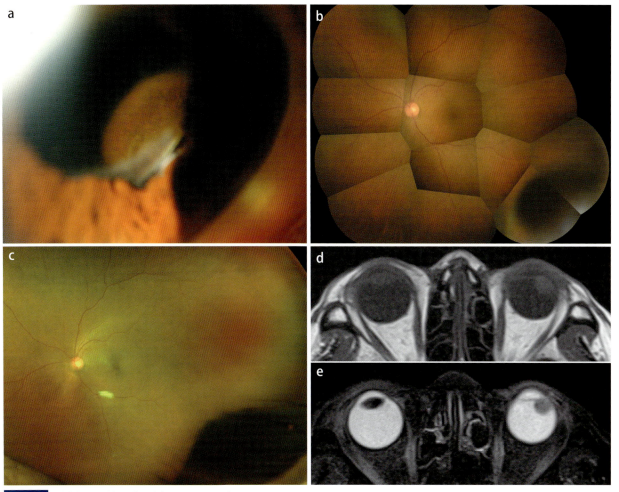

症例1 毛様体悪性黒色腫(メラノーマ)

a：虹彩後方に茶色い腫瘤が観察される．片眼のみ白内障が進行し，白内障術後(眼内レンズ挿入後)に腫瘍が発見された．
b：眼底には下耳側の再周辺部にドーム状に隆起した病変が確認される．
c：Optos による撮影．
d, e：MRI 所見．T1 強調画像(d)でやや高信号，T2 強調画像(e)でやや低信号を示す腫瘍が眼内レンズの後方に描出されている．

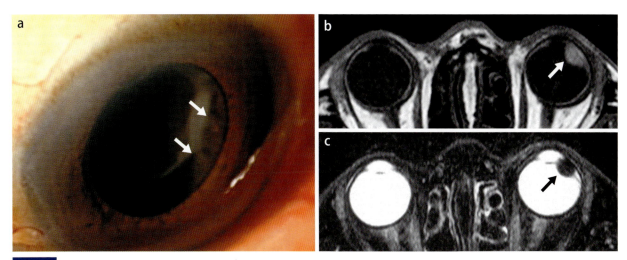

症例2 毛様体悪性黒色腫(メラノーマ)

a：眼球を一定の方向に動かすことによって，かろうじて虹彩後方に茶褐色の腫瘤を確認することができる(矢印)．
b, c：MRI 所見．T1 強調画像(b)で高信号，T2 強調画像(c)で低信号を呈している(矢印)．眼内レンズ挿入眼である．

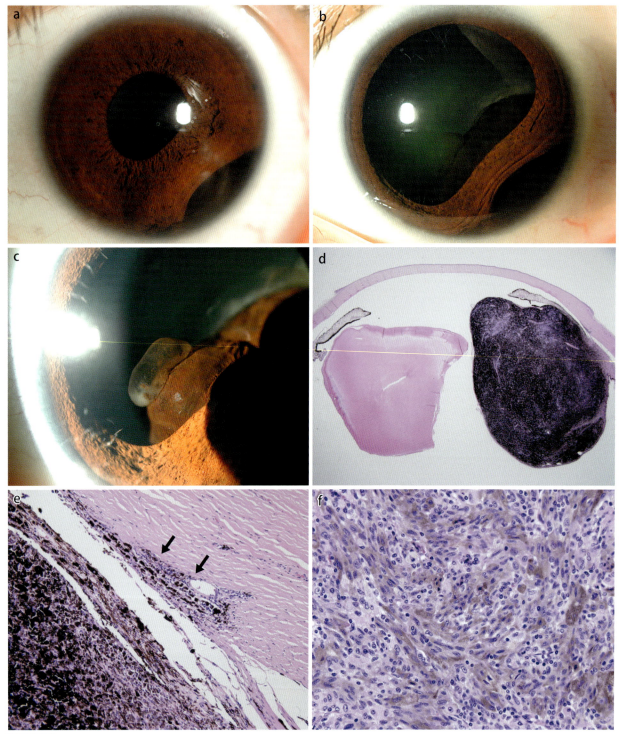

症例3 毛様体悪性黒色腫（メラノーマ）

a：虹彩の表面の 4～5 時方向にかけて黒褐色の色素性病変がみられる．瞳孔領にも同色の腫瘤が観察される．
b：散瞳すると，虹彩の後方 2 時半～6 時半にかけて，黒褐色の腫瘤の存在が明瞭となる．腫瘤に接触している部分の水晶体には帯状の混濁（白内障）を生じている．
c：2 か月後．諸検査を行っている間に色素性腫瘤は確実に拡大し，表層には新たに囊胞様の変化も生じている．
d：摘出眼球の病理組織像（弱拡大）．毛様体から発生した腫瘤が虹彩の周辺部を圧排し，虹彩実質は周辺部で菲薄化をきたしている．水晶体の形状変化も著しい．
e：色素を含んだ腫瘍細胞が線維柱帯内に浸潤している（矢印）．
f：脱メラニン処理後の強拡大．明瞭な核小体を有する紡錘形の細胞の増殖を主体とした悪性黒色腫．

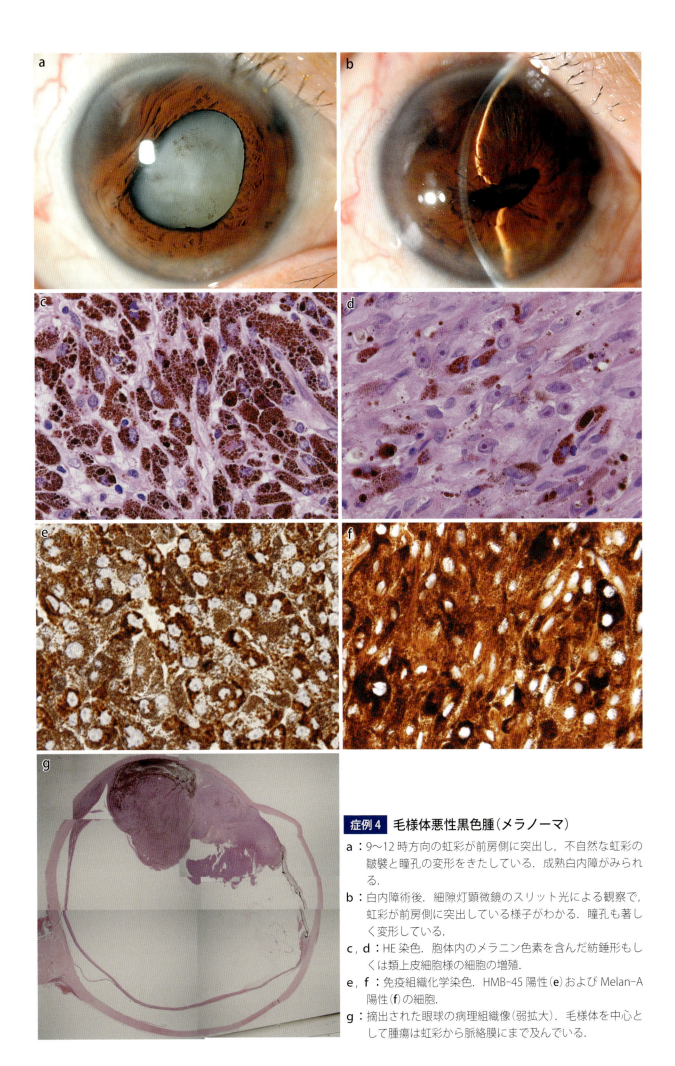

症例4 毛様体悪性黒色腫（メラノーマ）

a：9〜12時方向の虹彩が前房側に突出し，不自然な虹彩の皺襞と瞳孔の変形をきたしている．成熟白内障がみられる．

b：白内障術後．細隙灯顕微鏡のスリット光による観察で，虹彩が前房側に突出している様子がわかる．瞳孔も著しく変形している．

c, d：HE染色．胞体内のメラニン色素を含んだ紡錘形もしくは類上皮細胞様の細胞の増殖．

e, f：免疫組織化学染色．HMB-45陽性（e）およびMelan-A陽性（f）の細胞．

g：摘出された眼球の病理組織像（弱拡大）．毛様体を中心として腫瘍は虹彩から脈絡膜にまで及んでいる．

毛様体悪性黒色腫（メラノーマ） 29

毛様体腫瘍

その他の毛様体腫瘍
other ciliary body tumors

 臨床像
- 黒色細胞腫(☞22頁)や悪性黒色腫(☞26頁)以外の毛様体腫瘍には，腺腫・平滑筋腫・中外胚葉性平滑筋腫・神経鞘腫・神経線維腫・血管腫などの良性腫瘍と，腺癌などの悪性腫瘍がある．一般に発育は緩徐なことが多く，腺癌などでも低悪性度の場合は必ずしも急速に大きくはならない．
- 外観は腫瘍表層のメラニン色素の有無や多寡に応じて，黒褐色，茶褐色，白桃色などさまざまな色調を呈する．
- 腫瘍が小さい間は黒色細胞腫などと同様，水晶体偏位や水晶体の混濁(白内障)による視機能の低下が疾患の発見・診断の契機となる．白内障手術の術中，あるいは術後に腫瘍の存在が顕性化し，診断に至ることがある．

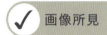 画像所見
- 毛様体腫瘍の場合，MRIではその組織型によらず悪性黒色腫や黒色細胞腫と同様にT1強調画像で高信号，T2強調画像で低信号を呈することが多い．特にメラニン色素を多く含む色素性腫瘍(毛様体色素上皮由来の腺腫や腺癌)では，その外観のみならず，MRI所見も悪性黒色腫と鑑別することはほぼ不可能である．
- 黒色細胞腫同様，基本的に良性腫瘍の場合は短期間で大きくなる可能性は低いので，まずはUBMを含む超音波断層検査で定期的にサイズを評価していくことが肝要である．

 治療
- 視機能に影響のない場合は治療の適応はないことが多い．合併症である白内障や水晶体偏位に対しては，視機能改善目的に手術が行われることもある．
- 積極的な治療法としては腫瘍のみを切除して眼球を温存する局所切除術がある．しかし，水晶体の処理(摘出)は必須であるため，若年者で白内障が全く存在せず，視力が良好な場合には行いにくい．局所切除を行う場合，水晶体の後嚢は大きく欠損することになるが，2/3以上残すことができれば，嚢の上(on the bag)に眼内レンズを挿入することも可能である．二期的な眼内レンズの縫着や強膜内固定は，強膜組織が薄く脆弱なため，困難である．
- 腺腫などの毛様体腫瘍では，虹彩ルベオーシスや嚢胞様黄斑浮腫などを併発することがあるが，腫瘍を切除することによってこれらは消失することもある．腫瘍由来のVEGFなどの関与が推定される．

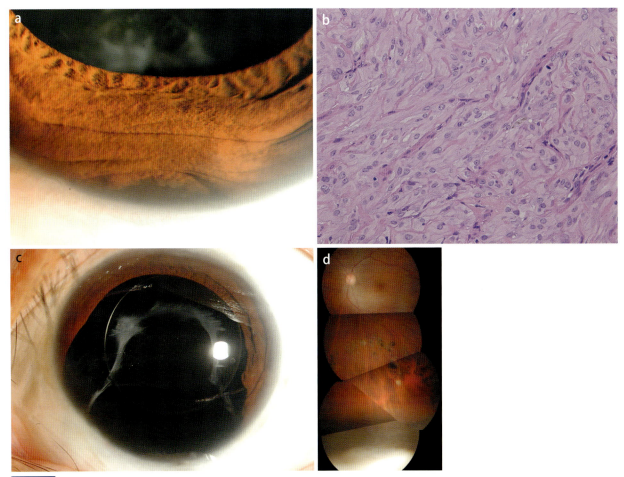

症例1 毛様体腫瘍（腺腫）

a：散瞳状態でも瞳孔領には何も観察されないが，虹彩の6時方向にわずかな色素性変化がみられ，虹彩が前房側にわずかに突出している（白内障術後症例）．
b：局所切除された腫瘍の病理組織像．肥厚した基底膜の増生とともに索状に腫瘍細胞が増殖している．
c：局所切除術後の前眼部所見．残された後嚢の上に眼内レンズの二次挿入を行った．矯正視力は1.2である．
d：局所切除術後の眼底所見．眼底周辺部に露出した強膜がみえる．

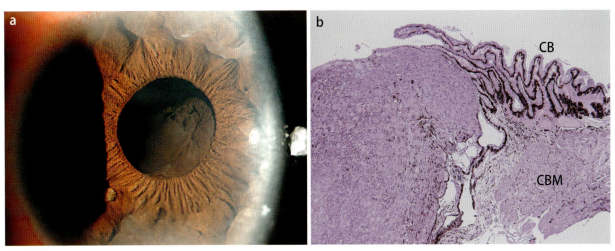

症例2 毛様体腫瘍（中外胚葉性平滑筋腫）

a：虹彩の後方に，瞳孔領を覆いつくすほど拡大した茶褐色の腫瘍が観察される．
b：局所切除された腫瘍の病理組織像〔CB：毛様体（皺襞部），CBM：毛様体筋〕．

その他の毛様体腫瘍

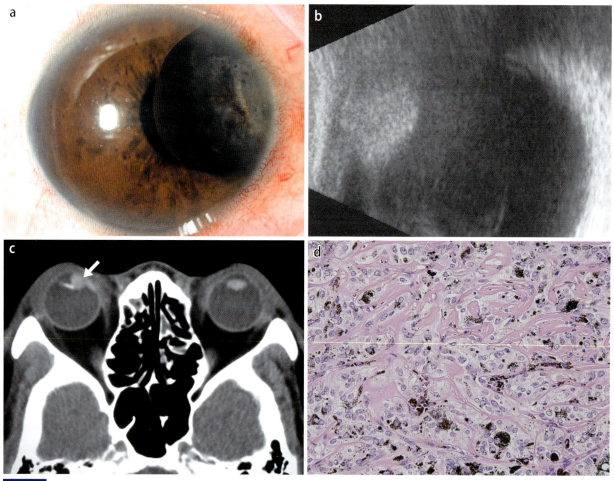

症例3　虹彩毛様体腫瘍（腺腫）

a：前房内に茶褐色の腫瘤がみられる．鼻側に偏位した瞳孔のほとんどが腫瘤に覆われている．白内障術後の症例．
b：超音波断層検査で虹彩から毛様体にかけて充実性の腫瘤が確認される．
c：X線CT．毛様体から虹彩に及ぶ腫瘤（矢印）が眼内レンズを傾斜させている．
d：局所切除された腫瘍の病理組織像．わずかに異型性を伴った細胞の増殖とともに，メラニン色素と肥厚した基底膜が随所にみられる．腺腫である．

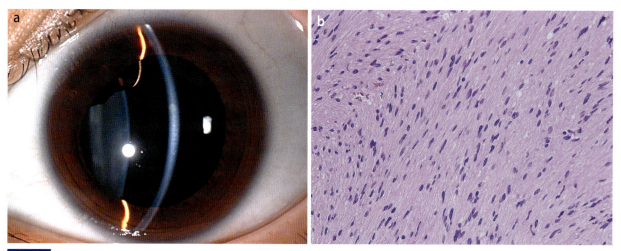

症例4　毛様体腫瘍（神経鞘腫）

a：瞳孔領の10〜11時方向にかけて，茶色い腫瘤が観察される．
b：局所切除された腫瘍の病理組織像．紡錘形の細胞が整然とした配列を示しながらシート状に増殖している．神経鞘腫である．

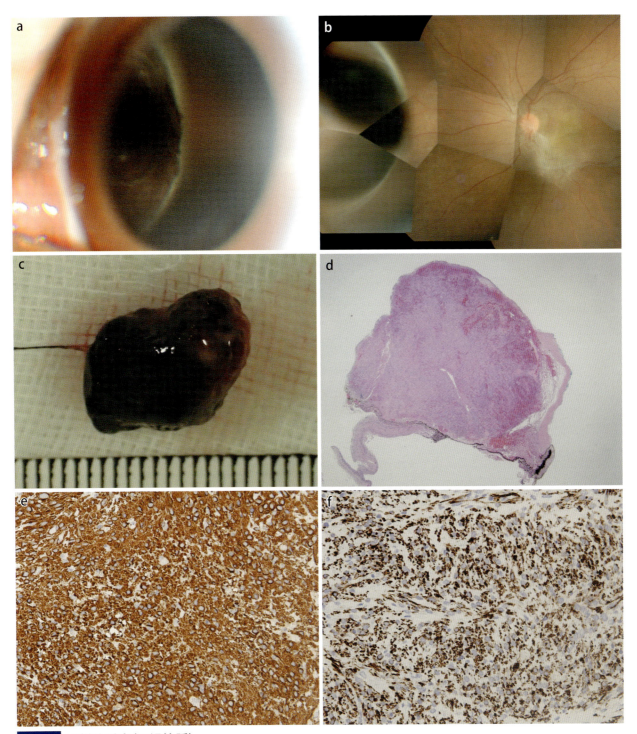

症例5 毛様体腫瘍（平滑筋腫）

a：散瞳すると鼻側に茶褐色の腫瘤がみられる．
b：広範囲に及ぶ黄斑上膜を合併している．
c〜f：局所切除された腫瘍の病理組織像．
　c：マクロ所見，d：HE染色，e：α-SMA陽性，f：Desmin陽性．平滑筋腫に矛盾しない結果である．

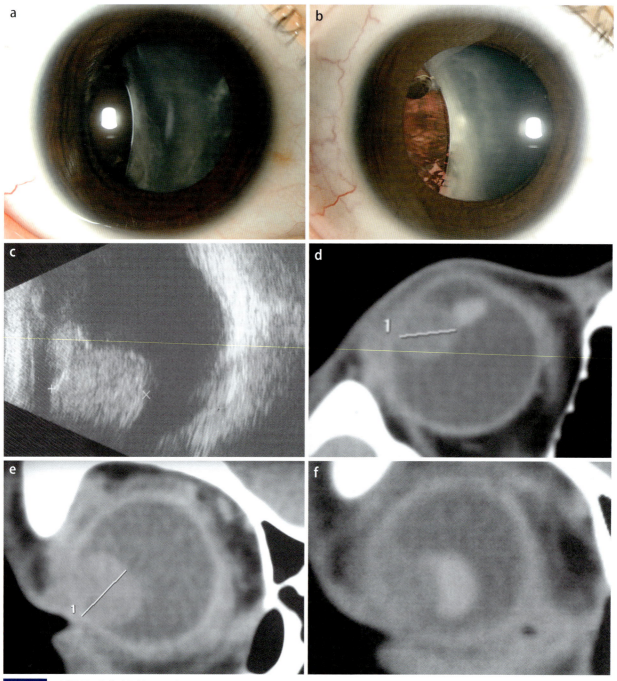

症例6 毛様体腫瘍〔血管周囲類上皮細胞腫瘍(PEComa)〕

a：瞳孔領の耳側に黒褐色の腫瘤がみられる．水晶体は変形している．
b：スリットランプの角度を変えると，腫瘍の色調が変化する．白内障が進行していることもわかる．
c～f：各種画像検査所見．毛様体に発生した長径約10 mmの腫瘤により，水晶体は圧迫を受けて変形と偏位をきたしている．
　c：超音波断層検査(Bモード)所見，**d**：X線CT(水平断)，**e**：X線CT(冠状断)，**f**：X線CT(矢状断)．

(つづく)

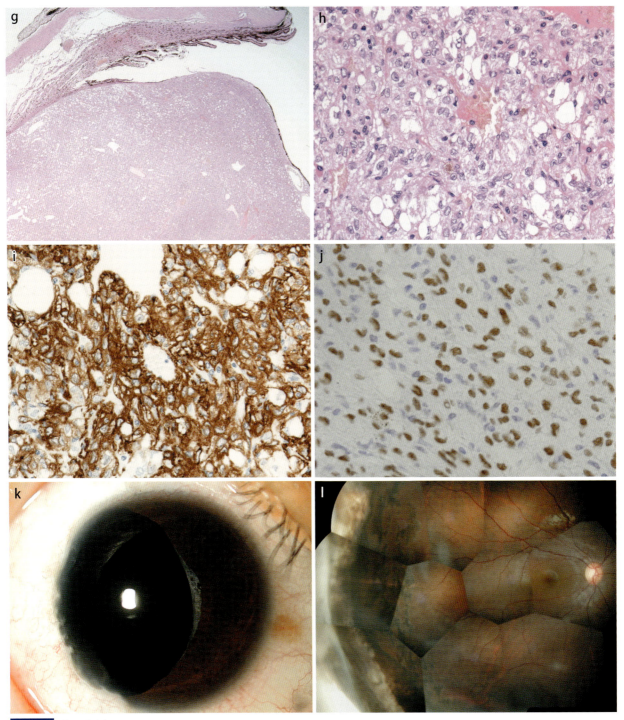

症例6（つづき）

g～j：局所切除された腫瘍の病理組織像．
 g：HE 染色（弱拡大），h：HE 染色（強拡大），i：α-SMA 陽性（免疫染色），j：TFE-3 染色（免疫染色）．
k：術後の前眼部所見．無水晶体眼の状態である．広範囲にわたる毛様体の切除にもかかわらず，眼圧の左右差はほとんどない．
l：術後の眼底所見．耳側周辺部に，広範囲に露出した強膜が観察される．術後8年経過した現在も，矯正視力1.2を維持している．

脈絡膜腫瘍

脈絡膜血管腫
choroidal hemangioma

限局性脈絡膜血管腫
circumscribed choroidal hemangioma

- 限局性(孤立性)脈絡膜血管腫の多くは，眼底の後極部に数乳頭径大の橙赤色・橙色もしくは赤色を呈する，わずかに隆起を伴った比較的境界明瞭な病変として観察される．片眼にのみ発生する．腫瘍の直上，あるいは周囲に漿液性網膜剝離を生じることがあり，網膜分離症を伴うこともある．時間経過とともに腫瘍に接した網膜色素上皮に萎縮を生じ，ときには線維化や骨化をきたす．これらの組織学的変化に応じて眼底検査で観察される血管腫の色調も変化していく．まれに丈の高い，境界明瞭な病変となることがある．
- 腫瘍が黄斑部に生じた場合や，続発性の網膜剝離が黄斑に及んだ場合は，変視症や視力低下の原因となる．また，眼底後極部に発生した場合，腫瘍の丈が高くなると眼軸が短縮することによって遠視化する．一方，サイズの小さな脈絡膜血管腫や，漿液性網膜剝離などを伴わない症例では視機能に全く影響がないことも多く，このような症例は健康診断などで偶然発見され，診断に至ることになる．

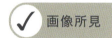

- 診断は検眼鏡的所見に加えFAが重要である．典型例のFAでは，造影のごく早期，すなわち網膜動静脈が描出される前の時点で，腫瘍に一致した脈絡膜レベルの網目状あるいは不規則な線状の蛍光が出現し，造影中期から後期にかけて斑状の過蛍光と低蛍光が混在する，いわゆるmulti-lake patternと呼ばれる状態に移行していく．網膜剝離を生じている場合は蛍光色素の網膜下への貯留によって過蛍光を呈する．IAでもFAと同様に，造影早期から脈絡膜内の腫瘍が明瞭に描出されるが，後期には腫瘍から色素が消失し(washout)，低蛍光となるのが特徴である．
- OCTでは腫瘍の存在部位に一致して網膜色素上皮が硝子体腔側に向かってドーム状に挙上する所見が得られる．また，しばしば黄斑部を含む眼底後極部に，限局性あるいは広範囲にわたる漿液性網膜剝離や網膜分離症を生じていることが確認される．超音波断層検査(Bモード)では，腫瘤の全層が高反射を示す．
- MRIではT2強調画像で腫瘤に一致した高信号のほか，ガドリニウムによる造影で腫瘤内が均一に造影されるのが特徴である．しかし，一般に脈絡膜血管腫はサイズがあまり大きくないことと，丈が高くないことが多いため，X線CTやMRI検査から得られる情報には限りがある．典型例では眼底検査と，FAもしくはIAで十分に診断可能であるため，MRIなどを撮像する意義は少ない．

- 健診などで偶然に発見されるような無症状の脈絡膜血管腫については特に治療の必要はなく，経過観察のみでよい．
- 経過中に腫瘍周囲に漿液性網膜剝離を生じ，黄斑部に波及して視力が低下した場合には治療の適応となる．治療には従来から長波長レーザーによる光凝固や経瞳孔温熱療法(TTT)による腫瘍の凝固が行われ，今日でも症例によっては適応となるが，最近は隣接する網膜組織への侵襲を極力少なくするためにPDTが主流となりつつある(保険適用

外).凝固の条件は加齢黄斑変性に対する治療にほぼ準じて行われ,効果が乏しいときは追加の凝固を行う.これらの治療によって多くは網膜剝離が消失し,腫瘍の瘢痕化も期待できるが,まれに治療に抵抗する難治例が存在する.最近では随伴する漿液性網膜剝離や囊胞様黄斑浮腫に対するVEGF阻害薬の硝子体内注射の報告のほか,欧米では以前から難治な網膜剝離合併例に対して放射線療法(陽子線などの外照射や放射性同位元素による小線源療法など)による治療も報告されている.βブロッカー(プロプラノロール)内服の報告もみられるが,その効果については定まった評価は得られていない.

- 腫瘍が黄斑部に及ぶ症例や,随伴する漿液性網膜剝離が黄斑に波及して遷延した場合には,十分な視機能の回復は望めなくなる.

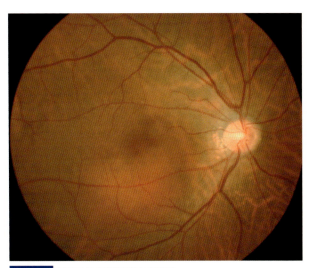

症例1　限局性脈絡膜血管腫
- 黄斑下方の,わずかな隆起を伴う橙赤色の病変

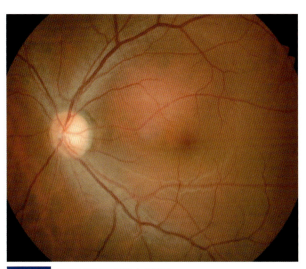

症例2　限局性脈絡膜血管腫
- 黄斑の上鼻側の,わずかな隆起を伴った橙赤色の病変

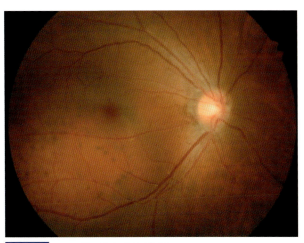

症例3　限局性脈絡膜血管腫
- 黄斑下方に赤色調の隆起性病変がみられる
- 色素上皮の異常による斑状の変化が散在している

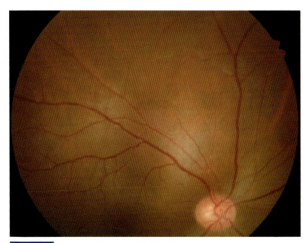

症例4　限局性脈絡膜血管腫
- 乳頭上耳側の,あまり色調変化を伴わない隆起性病変

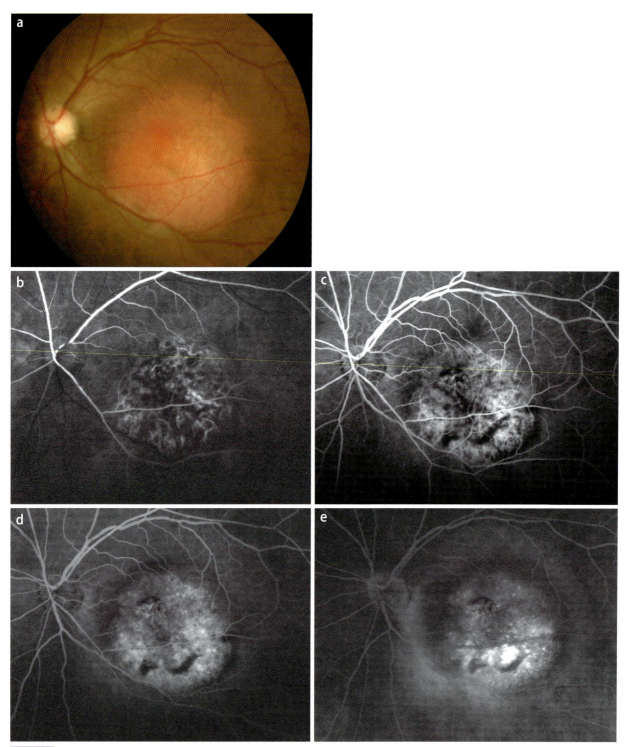

症例5 限局性脈絡膜血管腫

a：黄斑を含む眼底後極部の隆起を伴った橙赤色隆起性病変．網膜色素上皮の萎縮のため，全体にやや明るい色調を呈している．

b〜e：FA所見．網膜の動静脈が完全に充盈される前の時点で，隆起性病変に一致した脈絡膜レベルの異常血管網が描出されている（b）．腫瘍内血管からの蛍光色素の漏出は経時的に増強している（c）．後期には組織染による過蛍光を示しているが，染色は不均一で周辺部はむしろ低蛍光を呈している（d, e）．

（つづく）

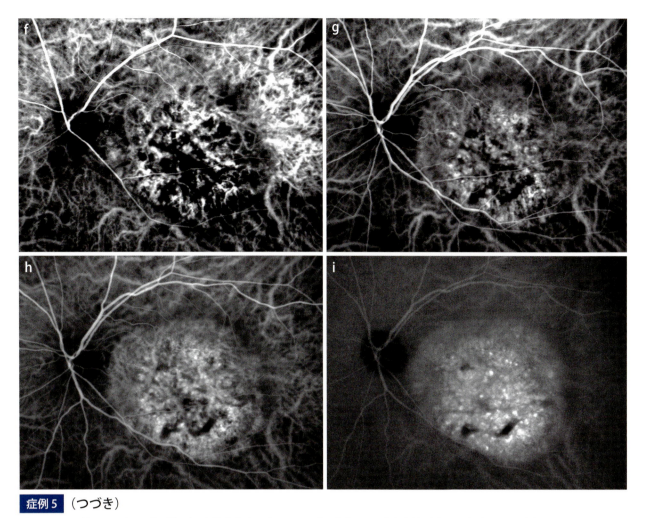

症例5（つづき）

f〜i：IA所見．FAとほぼ同様の経時的変化を示しているが，後期には腫瘍全体が淡い過蛍光を呈し（h），さらに後期には一部に顆粒状の強い過蛍光が残存している（i）．

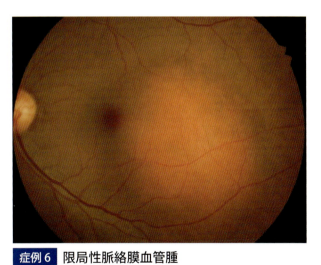

症例6 限局性脈絡膜血管腫
- 黄斑耳側の比較的境界が明瞭な橙赤色隆起性病変

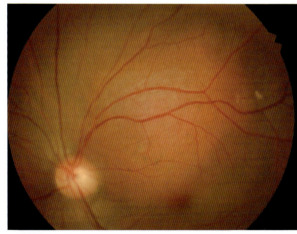

症例7 限局性脈絡膜血管腫
- 視神経乳頭から上耳側にかけて隆起を伴った橙赤色の病変がみられる
- 病変の一部は黄斑に及んでいる

脈絡膜血管腫

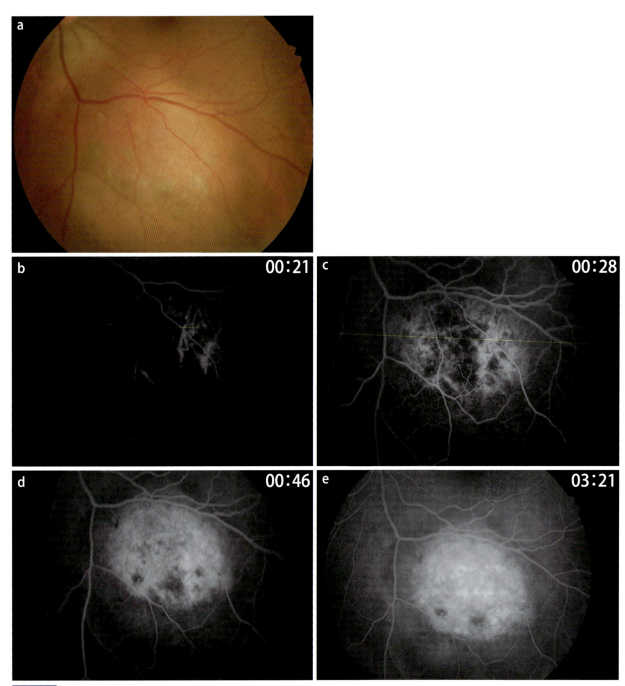

症例8 限局性脈絡膜血管腫

a：後極より下方の，やや大きな橙赤色隆起性病変．網膜色素上皮の萎縮により，全体に明るい色調を呈している．
b〜e：FA所見．造影早期に腫瘍内血管の辺縁から充盈が始まり(b)，時間の経過とともに過蛍光が増強している(c)．後期には腫瘍全体が組織染による過蛍光を呈している(d, e)．

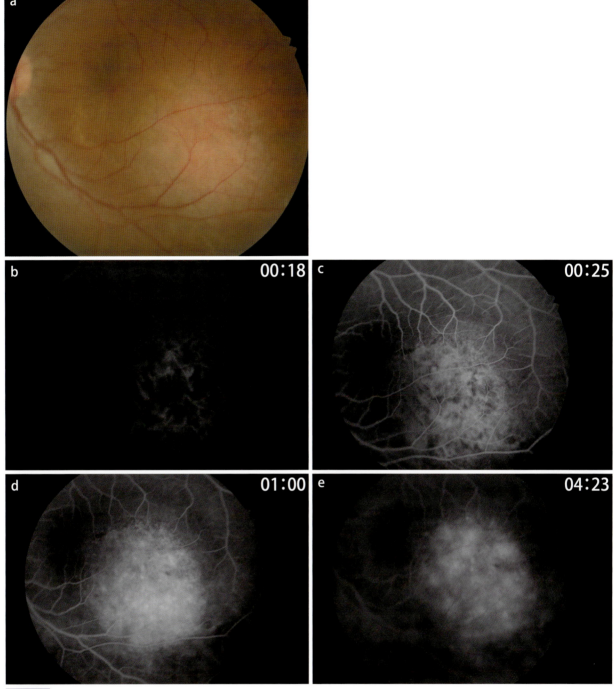

症例9 限局性脈絡膜血管腫

a：黄斑耳側にみられる網膜色素上皮の萎縮を伴った隆起性病変．
b〜e：FA所見．網膜の動静脈が造影される前の早期から網状の過蛍光が現れ(b)，徐々に増強し(c)，後期には蛍光色素の漏出と組織染による過蛍光を呈している(d, e)．

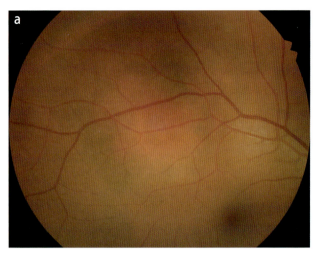
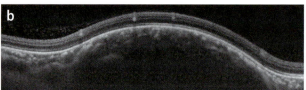

症例10 限局性脈絡膜血管腫

a：黄斑上耳側の境界がやや不明瞭な橙赤色隆起性病変．
b：OCT所見．眼底の橙赤色隆起性病変に一致して，網膜色素上皮がドーム状に隆起している．

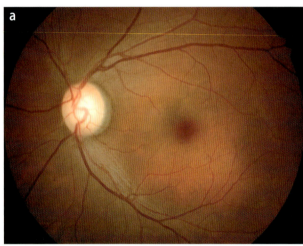
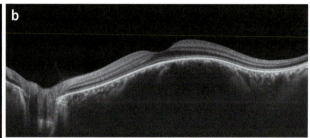

症例11 限局性脈絡膜血管腫

a：黄斑を含む後極部の，わずかな隆起を伴う橙赤色の病変．
b：OCT所見．黄斑を含む眼底後極部がなだらかな隆起を伴う様子がわかる．黄斑下の脈絡膜血管は，周囲と比べ不明瞭である．

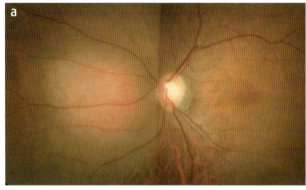
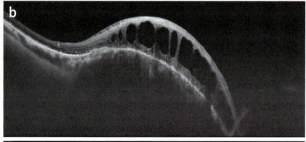
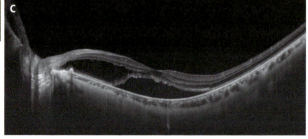

症例12 限局性脈絡膜血管腫

a：視神経乳頭鼻側の，境界がやや不明瞭な橙赤色隆起性病変．
b：OCT所見（腫瘍部分）．脈絡膜血管腫による網膜色素上皮の隆起と，その直上に網膜分離症がみられる．
c：OCT所見（眼底後極部）．血管腫から離れた黄斑を含む耳側網膜に漿液性網膜剥離がみられる．血管腫は乳頭の鼻側に存在するが，この漿液性網膜剥離のために矯正視力は0.5まで低下していた．

42　脈絡膜腫瘍

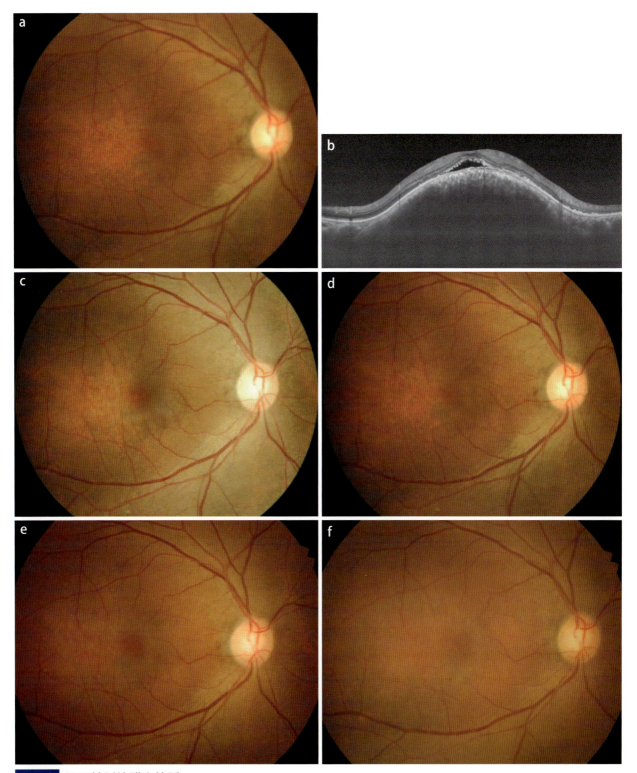

症例13 限局性脈絡膜血管腫

a：眼底後極部のアーケード内にわずかな隆起を伴った赤色調の強い病変がみられる．下方ではアーケード外にまで及んでいる．
b：OCT所見．病変に一致して網膜色素上皮がドーム状に隆起している．黄斑にはわずかに漿液性網膜剥離がみられる．
c〜f：経時的変化．血管腫のサイズは少しずつ大きくなり，境界が不明瞭になってきている．
　c：初診時，d：4年後，e：7年後，f：14年後．

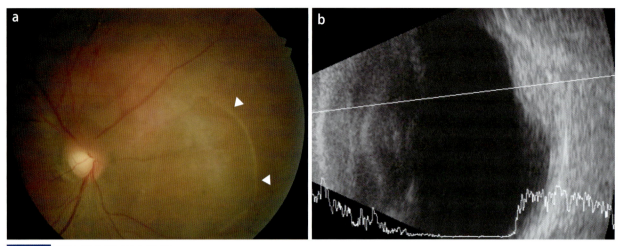

症例 14 限局性脈絡膜血管腫

a：視神経乳頭上方の境界不明瞭な橙赤色病変と，黄斑を含む眼底後極部に境界明瞭な漿液性網膜剥離（矢頭）がみられる．
b：超音波断層検査所見（A モードおよび B モード）．眼底の隆起性病変に一致して高いエコー反射がみられる．

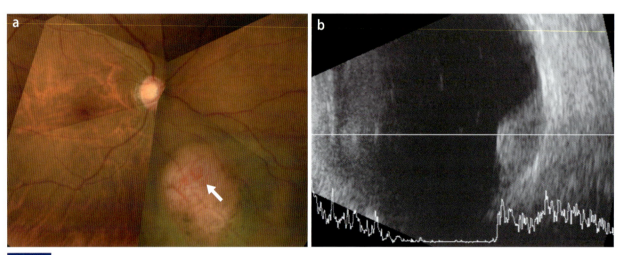

症例 15 限局性脈絡膜血管腫

a：視神経乳頭の下耳側にみられる，丈の高い境界明瞭な隆起性病変．網膜色素上皮の萎縮により，腫瘍内の血管が一部透見される（矢印）．
b：超音波断層検査所見（A モードおよび B モード）．眼底の隆起性病変に一致して高いエコー反射がみられる．悪性黒色腫にしばしばみられる脈絡膜陥凹（choroidal excavation）はない．

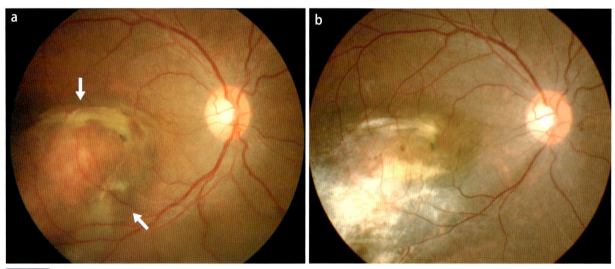

症例 16 限局性脈絡膜血管腫

a：眼底後極部の下耳側にみられる，赤色調の強い丈の高い隆起性病変．腫瘍の周辺部は線維化をきたしている（矢印）．
b：TTT 施行後．腫瘍に一致した網脈絡膜の萎縮，瘢痕化がみられる．

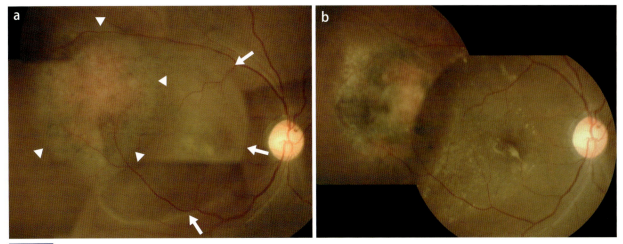

症例17 限局性脈絡膜血管腫

a：黄斑上耳側の網膜色素上皮の萎縮を伴った腫瘍（矢頭）とともに，眼底後極部に境界明瞭な漿液性網膜剥離（矢印）を生じていた陳旧例．
b：TTT施行後．腫瘍に一致して網脈絡膜の萎縮，瘢痕化がみられる．後極部の漿液性網膜剥離は消失している．

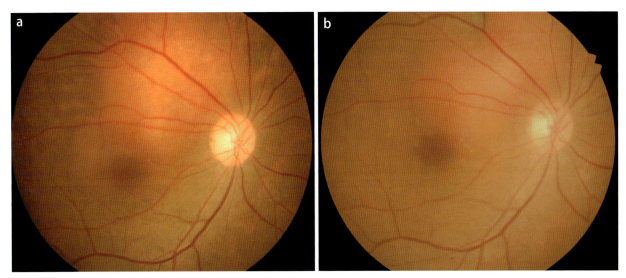

症例18 限局性脈絡膜血管腫

a：視神経乳頭の上耳側にみられる橙赤色隆起性病変．
b：PDT施行後．治療により隆起性病変は不明瞭となり，丈も低くなっている．網膜に明らかな萎縮や瘢痕化はみられない．

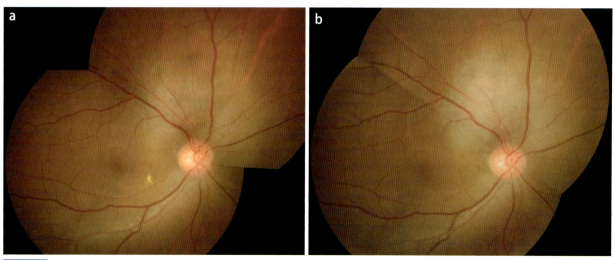

症例19 限局性脈絡膜血管腫

a：視神経乳頭の上耳側にみられる境界不明瞭で隆起に乏しい病変．
b：PDT 施行後．腫瘍に一致した部分が治療によって白色化している．

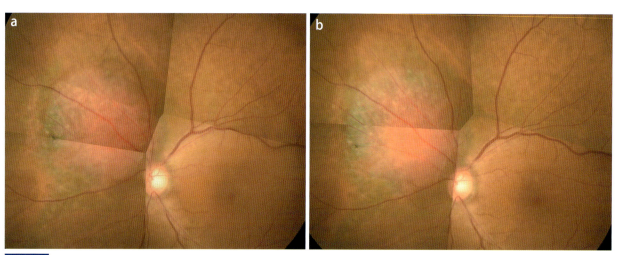

症例20 限局性脈絡膜血管腫

a：視神経乳頭の上鼻側にみられる，網膜色素上皮の萎縮を伴った橙赤色の隆起性病変．周辺部には色素沈着を伴った網膜色素上皮の変化がみられる．
b：PDT 施行後．治療前にみられた腫瘍周辺部の萎縮が拡大している．

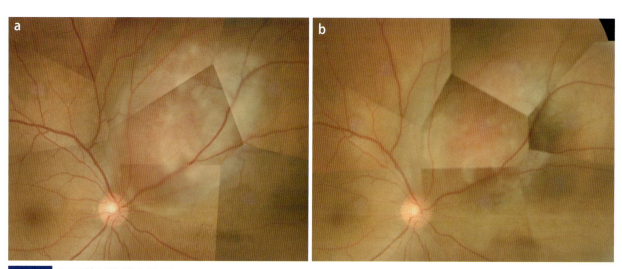

症例21 限局性脈絡膜血管腫

a：視神経乳頭から上鼻側に広がる隆起を伴った大きな血管腫．
b：PDT 施行後．治療前と比較して腫瘍はやや平坦化し，境界は不鮮明となっている．

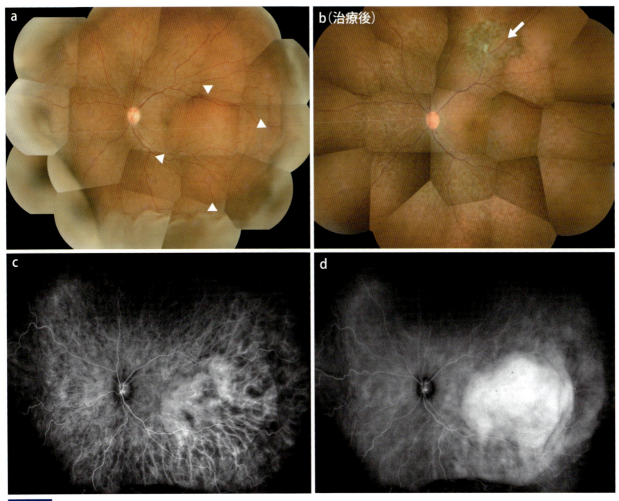

症例22 限局性脈絡膜血管腫

a：アーケード内の比較的大きな血管腫（矢頭）．眼底周辺部にはほぼ全周に脈絡膜剝離と，下方には胞状網膜剝離を生じている．著しい体重減少などがみられたため，転移性脈絡膜腫瘍との鑑別を要した．

b：治療後．網膜剝離が後極部にまで及んだため，硝子体切除に引き続き意図的網膜裂孔（矢印）を作製し，網膜下液を吸引して網膜を復位させ，シリコーンオイルを充填し手術を終了．術後，すみやかに血管腫に対してPDTを施行した．
3か月後にシリコーンオイルを抜去し，その1か月後の眼底所見．網膜剝離と網膜剝離は消失し，脈絡膜血管腫も治療前と比較して目立たなくなっているが，網膜色素上皮の異常が眼底の広範囲にわたってみられる．

c，d：治療前のIA所見．造影早期（c）には脈絡膜内の腫瘍に一致して不規則な過蛍光が，後期（d）には腫瘍全体が組織染による過蛍光を呈している．

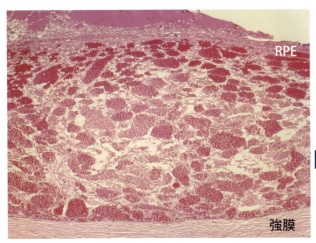

参考所見 限局性脈絡膜血管腫の病理組織像

- 薄い血管壁と比較的均一な口径を有する血管が密に増殖し，その内腔には赤血球が充満している（HE染色）
- 網膜色素上皮（RPE）は萎縮，変性している
〔Doheny Eye Institute 症例〕

鑑別疾患

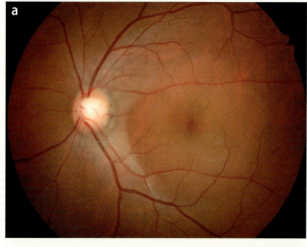
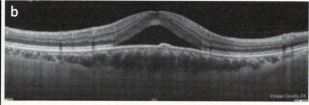

鑑別疾患1 中心性漿液性脈絡網膜症

a：黄斑を含む眼底後極部に，橙赤色の境界明瞭な隆起性病変がみられる．
b：OCT所見．黄斑下に漿液性剝離がみられるが，脈絡膜血管腫にみられるような網膜色素上皮の隆起はない．本症に特徴的な脈絡膜の肥厚所見がみられる．

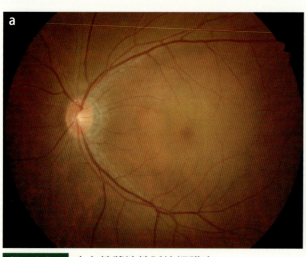
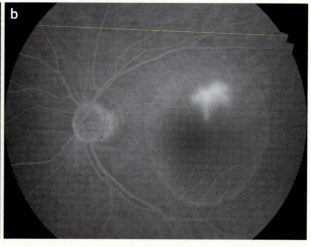

鑑別疾患2 中心性漿液性脈絡網膜症

a：黄斑を含む眼底後極部の，橙赤色〜黄色調で境界のやや不明瞭な隆起性病変．
b：FA所見．造影早期から黄斑部に点状の蛍光漏出がみられ，時間経過とともに漏出が拡大し，後期には網膜下に円形の淡い蛍光色素の貯留がみられる．

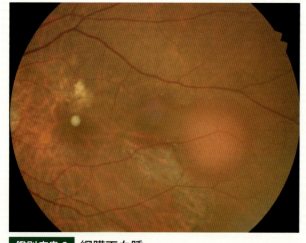

鑑別疾患3 網膜下血腫

- ポリープ状脈絡膜血管症（PCV）の破裂による網膜下出血
- 血管病変による網膜下出血の場合，この症例のように硬性白斑などの何らかの異常所見が併存していることが多い

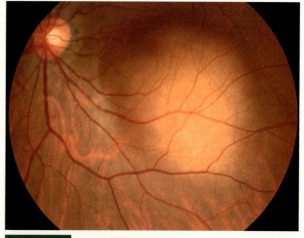

鑑別疾患4 転移性脈絡膜腫瘍

- 30歳代の女性にみられた乳癌の脈絡膜転移
- 境界の比較的明瞭な橙赤色〜黄色調の隆起性病変である

びまん性脈絡膜血管腫
diffuse choroidal hemangioma

 臨床像
- 限局性脈絡膜血管腫(☞36頁)と異なり，血管腫が脈絡膜の限られた小範囲にとどまらず，眼底の後極部から周辺にかけて広範囲に及ぶ場合をびまん性脈絡膜血管腫と呼ぶ．若年者の片側顔面三叉神経領域の皮膚に生じる血管腫，同側の脳軟膜の血管奇形，同側の眼の血管奇形を3主徴とするSturge-Weber症候群では，その半数近くの症例でびまん性脈絡膜血管腫がみられる．顔面の血管腫と脈絡膜血管腫は両側にみられることもある．
- 限局性脈絡膜血管腫と異なり，病変の境界は不明瞭で判然とせず，形状も不整である．色調は"トマトケチャップ様"と形容されるように，限局性脈絡膜血管腫より濃い赤色～鮮紅色を示すことが多い．しばしば腫瘤の周囲，特に下方に滲出性網膜剝離を生じ，黄斑に波及した場合は視力低下の原因となる．胞状の網膜剝離に進展することもある．しばしば視神経乳頭の陥凹拡大を伴うのが特徴である．
- 眼圧上昇(続発緑内障)をきたし，重篤な視機能障害に陥ることがある．

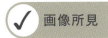 画像所見
- FAやIAでは病変に一致した過蛍光がみられるが，限局性脈絡膜血管腫で観察されるような早期から中後期にかけての典型的な経時的変化をとらえることは難しい．
- 超音波断層検査(Bモード)では，眼底(脈絡膜)にびまん性の肥厚性病変が描出される．MRI検査はT1強調画像ではやや高信号に，T2強調画像では高信号を呈し，ガドリニウムによって腫瘍内は一様に強く造影される．

 治療
- 随伴する滲出性網膜剝離などに対しては限局性脈絡膜血管腫と異なり，PDTやTTTなどの効果は期待できないことが多い．一方，20Gy程度の低線量の放射線照射は奏効することが多く，時間を要することもあるが滲出性網膜剝離の多くは治療によって吸収，消失していく．

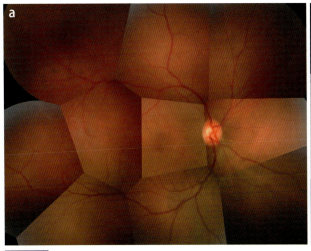
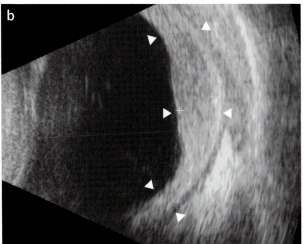

症例1　びまん性脈絡膜血管腫(Sturge-Weber症候群)
a：眼底全体が赤く観察される．後極部からアーケード血管を越えて広がる病変であるが，境界は判然としない．
b：超音波断層検査所見(Bモード)．脈絡膜がびまん性に肥厚している(矢頭で囲まれた部分)．

脈絡膜血管腫　49

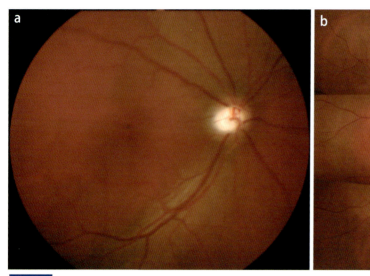
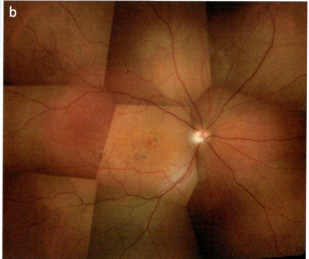

症例2 びまん性脈絡膜血管腫（Sturge-Weber症候群）

a：眼底後極部が広範囲にわたって赤色調を呈している．視神経乳頭の陥凹拡大は本症にしばしばみられる特徴的な所見の1つである．
b：血管腫が眼底後極部に広範囲に及んでいる様子がわかるが，病変の境界は判然としない．

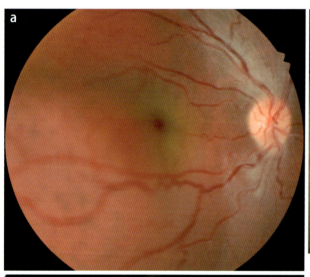
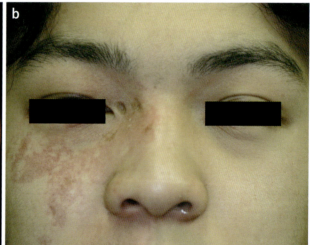
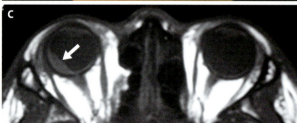
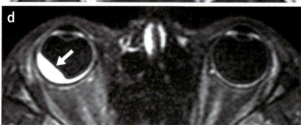

症例3 びまん性脈絡膜血管腫（Sturge-Weber症候群）

a：網膜血管の走行の様子から，丈の高い腫瘍であることがわかる．
b：顔面所見．右側の，主に三叉神経第2枝の分布に一致した皮膚の単純血管腫．
c, d：MRI所見．血管腫（矢印）に一致して，T1強調画像では外眼筋よりわずかに高信号を呈し（c），ガドリニウムによって腫瘍内が均一に強く造影されている（d）．

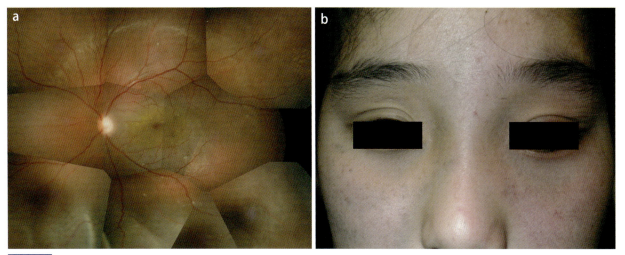

症例4　びまん性脈絡膜血管腫（Sturge-Weber症候群）

a：眼底後極部に広範囲に広がる橙赤色の病変．下方網膜が胞状に剥離している．視神経乳頭の陥凹拡大がみられる．
b：顔面所見．左側の三叉神経第1〜2枝の分布に一致した皮膚の単純血管腫．

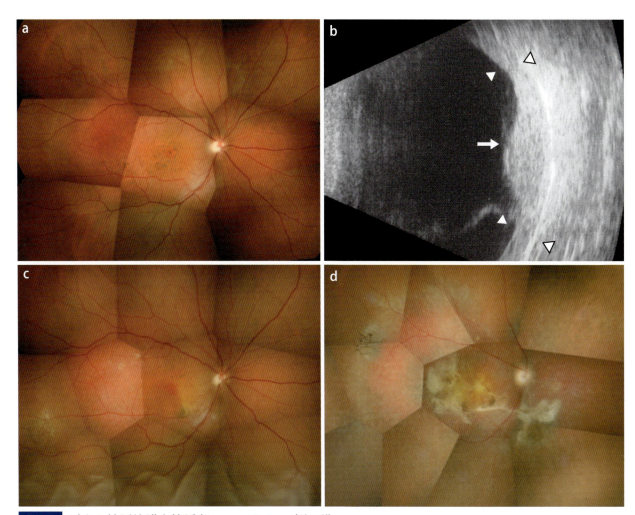

症例5　びまん性脈絡膜血管腫（Sturge-Weber症候群）

a：眼底後極部に広範囲に広がる，境界の判然としない赤色調の隆起性病変．視神経乳頭の陥凹拡大がみられる．
b：超音波断層検査所見（Bモード）．脈絡膜は腫瘍によって広範囲に肥厚し（矢頭），中央部にはさらに丈の高い隆起がみられる（矢印）．
c：2年半後．眼底下方に胞状網膜剥離がみられる．腫瘍の下方周辺部を中心にPDTを試みるも，無効であった．
d：PDTおよび放射線治療施行後．PDTが無効であったため，総量20 Gyの照射を行ったところ，網膜剥離は徐々に消失した．ただし，黄斑部含む眼底後極部の網膜下に強い線維化を伴った瘢痕を残す結果となった．

脈絡膜血管腫　51

脈絡膜腫瘍

脈絡膜骨腫
choroidal osteoma

 臨床像
- 視神経乳頭周囲に好発する，橙色・黄橙色もしくは黄白色の境界明瞭な斑状病変である．片眼性のことが多いが，両眼発症例もまれではない．若年女性にみられることが多いが，視機能に影響がなければ発見が遅れるため，必ずしも若年者ばかりに診断されるわけではない．幼小児期に眼底の異常が見つかり，診断に至ることもある．
- 若年者，特に発症まもない初期の段階では経時的に病変が拡大していくが(骨形成期)，一定の大きさになると病変のサイズは固定する．腫瘍のサイズは数乳頭径大のことが多いが，ときに眼底後極部の広範囲に及ぶことがある．
- 病変部にはあまり隆起を認めないことが多いが，時間経過とともに病巣が不規則に肥厚し，凹凸を生じることがある．骨腫に接する網膜色素上皮は萎縮や変性をきたし，検眼鏡的に観察される腫瘍の色調に影響を及ぼす．経過中に脱カルシウム(骨吸収期における脱灰)を生じると色調はより灰白色〜白色調に変化し，同時に黒色の不規則な色素沈着を伴うようになる．
- しばしば，黄斑を含む眼底後極部に漿液性網膜剥離を生じ，視力低下の原因となる．また，経過中に骨腫内から脈絡膜新生血管(CNV)を生じ，その破綻によって網膜出血をきたし，著しい視機能低下を引き起こすことがある．

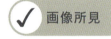 画像所見
- FAでは造影早期から病変に一致して斑状の過蛍光を示し，中期から後期にかけて組織染による過蛍光が増強する．基本的には造影初期から後期に至るまで過蛍光を呈し，大きな変化がないのが特徴である．
- FAFでは，脈絡膜骨腫の直上に存在する網膜色素上皮の障害に応じて低蛍光を呈するようになる．
- OCTでは，腫瘍の存在部位に一致して脈絡膜レベルに板状の占拠性病変を確認することができる．
- 本症の診断には超音波断層検査(Bモード)が最も有用である．すなわち，骨腫の存在する部分に一致して強い反射が確認されるとともに，エコーの感度を下げていくと周囲の眼球壁の反射が減弱していくのに対して，骨腫の部分は板状の反射が残存するのが特徴である．
- 眼球壁に沿った限局性の骨化病変の存在を証明するには眼窩X線CTも有用である．

 治療
- PDTによる治療の試みの報告などはあるが，骨腫そのものに対する根本的な治療法はなく，病変の拡大を防ぐ方法も現時点では確立されていない．無症状ながら健診などで偶然に発見され，診断に至るような脈絡膜骨腫については特に治療の必要はないが，黄斑に及ぶ漿液性網膜剥離やCNVからの出血による視機能低下の可能性があることに留意する．
- CNVに対しては，かつては新生血管に対する直接的な光凝固術が行われていたが，その効果には限界もあり，特に中心窩付近のCNVについては治療自体を躊躇せざるを得ないことも多かった．しかし，近年ではTTTやPDTによる治療が行われるようになり，一定の効果を示している．また，最近はこれらのレーザー治療に代わり，VEGF阻害薬の硝子体内注射が行われる機会が多くなりつつある．加齢黄斑変性に対する治療と同様に，注射が繰り返し必要となることもあるが，通常，すみやかなCNVの退縮と出血の消退が

期待できる．随伴する漿液性網膜剝離や黄斑浮腫にも VEGF 阻害薬の硝子体内注射は有効なことが多いが，やはり複数回の注射が必要となることも多い．
- 腫瘍が黄斑に及び，その直上の網膜色素上皮や網膜外層に変性などをきたした場合や，黄斑に波及した漿液性網膜剝離が遷延した場合には，不可逆的な視機能障害の原因となる．

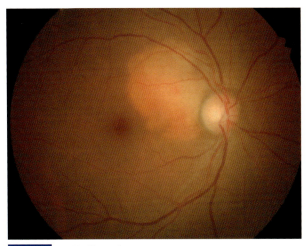

症例1 脈絡膜骨腫
- 視神経乳頭の上耳側にみられる比較的境界明瞭な橙色〜黄色調の斑状病変
- 病変は黄斑には及んでいないため，視力は良好である

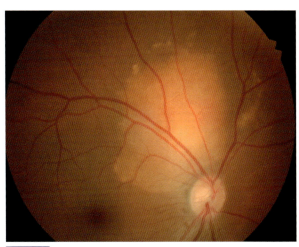

症例2 脈絡膜骨腫
- 視神経乳頭の上耳側にみられる辺縁がやや不整な黄橙色の病変
- ごくわずかに隆起している

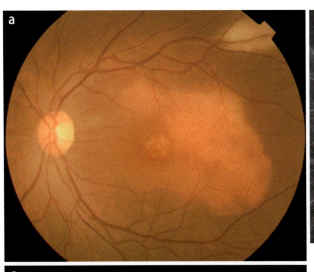

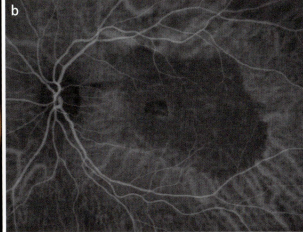

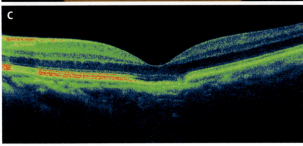

症例3 脈絡膜骨腫
a：黄斑を含む後極部の斑状病変．隆起はほとんどない．
b：IA所見．病巣に一致した低蛍光領域の中に，わずかに網目状の血管が描出されている．
c：OCT所見．黄斑部では網膜色素上皮の萎縮，変性がうかがえる．

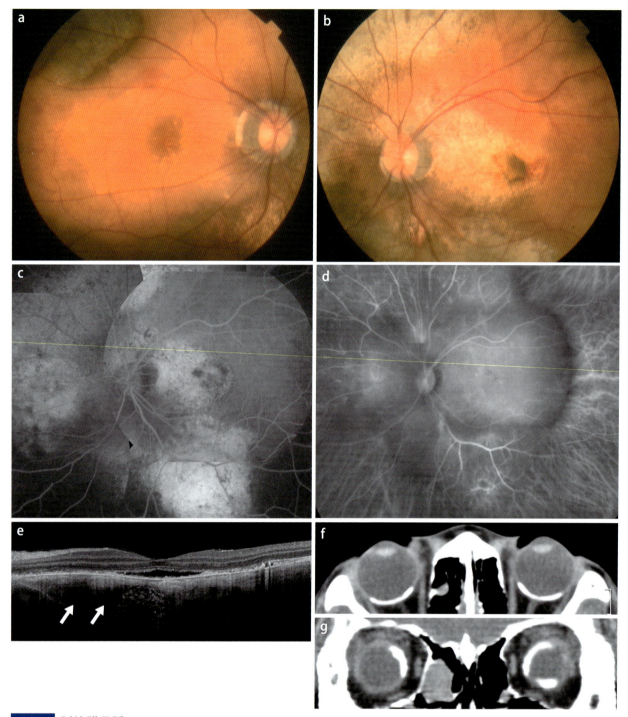

> [!NOTE]
> 症例4 脈絡膜骨腫

a：右眼．眼底後極部の広範囲に広がる橙色の病巣．やや隆起を伴っている．
b：左眼．右眼と同様であるが，黄斑部や鼻側を中心に脱灰による色調変化と網膜および網膜色素上皮の変性が進行している．黄斑には脈絡膜新生血管からの出血がみられる．
c：FA所見（左眼）．網膜色素上皮の萎縮，変性領域に一致して，window defectによる不規則な過蛍光がみられる．
d：IA所見（左眼）．眼底後極部や鼻側では脈絡膜血管が十分に描出されていない．FA，IAともにCNVからの出血をきたす前の写真である．
e：OCT所見（左眼）．網膜色素上皮の下に占拠性病変を思わせる無構造な領域がみられる（矢印）．中心窩には漿液性網膜剥離を生じている．
f，g：X線CT所見．両眼の眼底後極に，眼球壁に沿った骨化による高吸収領域がみられる（水平断，f）．両眼とも鼻側には，より肥厚した骨化がみられる（冠状断，g）．

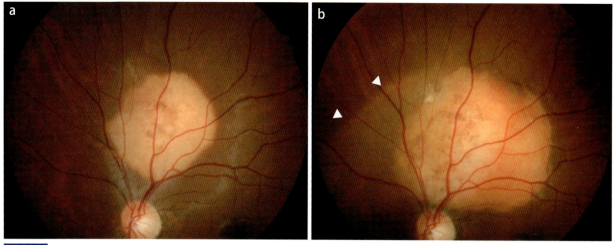

症例5　脈絡膜骨腫
a：視神経乳頭上方の，境界明瞭でごくわずかな隆起を伴った類円形の橙色病変．
b：3年後．骨腫は全方向に拡大している．鼻側には漿液性網膜剥離を生じている（矢頭）．

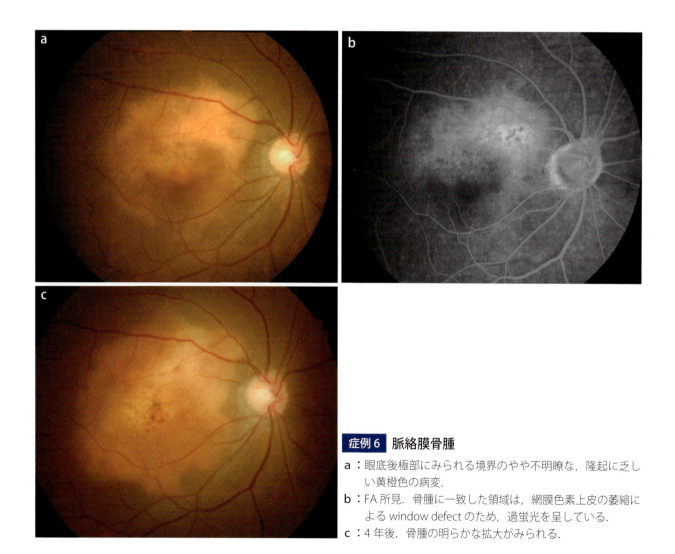

症例6　脈絡膜骨腫
a：眼底後極部にみられる境界のやや不明瞭な，隆起に乏しい黄橙色の病変．
b：FA所見．骨腫に一致した領域は，網膜色素上皮の萎縮によるwindow defectのため，過蛍光を呈している．
c：4年後．骨腫の明らかな拡大がみられる．

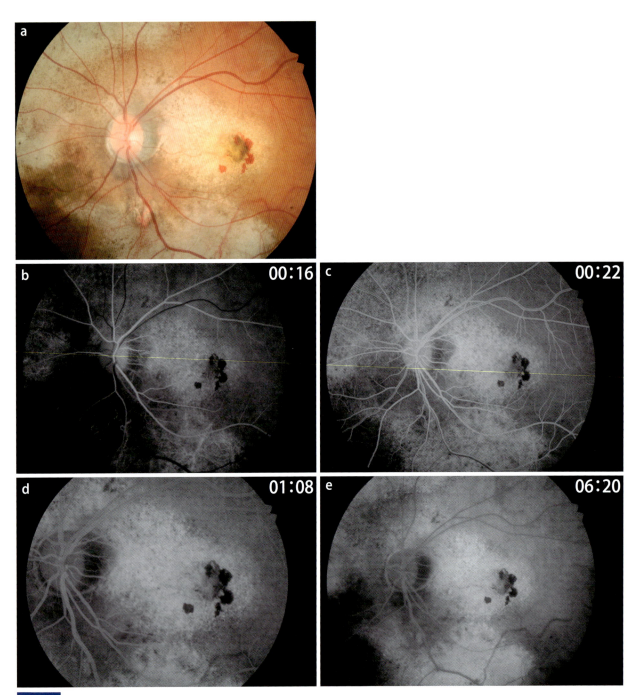

症例7 脈絡膜骨腫

a:脱灰が進行した症例にみられた CNV による黄斑部出血.
b~e:FA 所見骨腫に一致した部分は造影早期からびまん性の過蛍光を呈している.脈絡膜新生血管の存在は明らかではない.

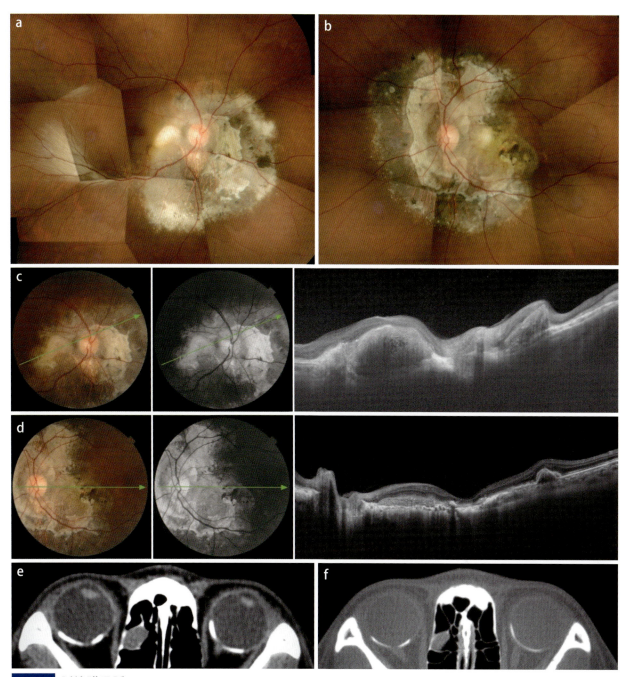

症例8 脈絡膜骨腫

a：右眼．脱灰とともに網膜と網膜色素上皮の萎縮・変性が進行している．耳側には網膜有髄神経線維がみられる．

b：左眼．右眼と同様，黄斑部を含む網脈絡膜に進行した萎縮・変性がみられる．随所に色素の沈着もみられる．

c：OCT所見（右眼）．黄斑下の脈絡膜に凹凸のある不整な占拠性病変が描出されている．

d：OCT所見（左眼）．脱灰した部位では脈絡膜レベルの占拠性病変の存在は明らかではないが，網膜外層に何らかの変性，あるいは沈着物様の構造がみられる．

e，f：X線CT所見．両眼の眼底後極部に境界明瞭な骨化による高吸収域がみられる．fは骨条件撮影．

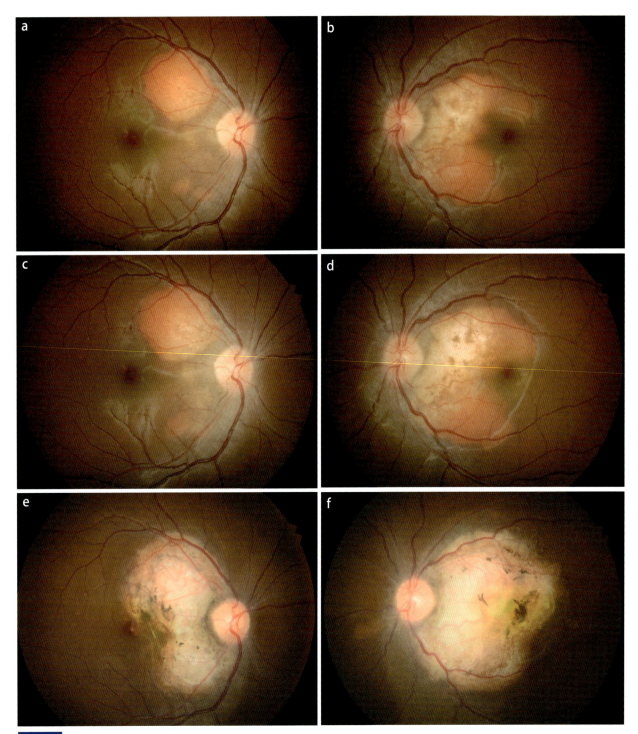

症例9 脈絡膜骨腫

妊娠を契機に明らかな進行を示した20歳代女性.
初診から3か月後には明らかに病変の拡大がみられ，両眼とも矯正視力が低下した（この間に妊娠が発覚した）．3年後には両眼とも脱灰による色調の変化と色素の沈着がみられる.
a, b：初診時, c, d：3か月後, e, f：3年後.

（つづく）

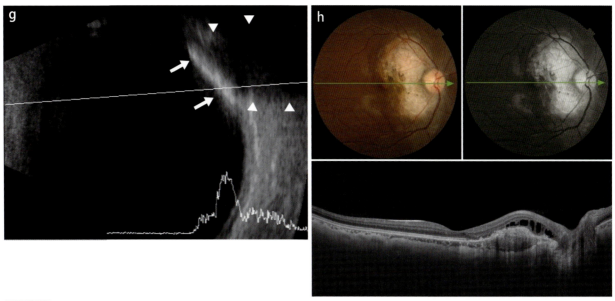

症例9（つづき）

g：超音波断層検査所見（Bモード）（右眼）．骨腫に一致した板状の反射（矢印）と，後方のアコースティックシャドー（矢頭）．

h：OCT所見（右眼）．視神経乳頭と黄斑の間の脈絡膜に占拠性病変があり，直上の網膜には分離と外層の障害が確認される．

ひとり言

脈絡膜骨腫にまつわる虚しさと小さな喜び

　脈絡膜骨腫はCNVからの出血を生じない限り，基本的には治療の必要はない．というよりも有効な治療法がないのが現状である．病変が徐々に拡大し，黄斑に迫るとともに視機能が低下していく様子をただ眺めているほかはなく，徐々に視機能が悪化していく様子を記録に残すのが関の山である．本症が若い女性に多くみられる疾患であることも，辛いところである．過去に妊娠を契機に明らかに病変が拡大し，視機能が低下してしまった症例を数例経験しているが，以前から指摘されているように本症の発症病理にはホルモン分泌が関係していることを強く示唆する現象と思われる．

　一方，この眼内腫瘍は少しばかりの知識があれば超音波断層検査だけでほぼ確定診断ができるので，臨床医冥利に尽きる眼疾患の1つともいえる．個人的には必ずしも全例に対してX線CT検査までは行っていないが，眼底検査で初めてこの疾患を疑い，CTをオーダーした結果，眼球壁に沿って描かれる高吸収域，すなわち骨化所見を確認することができたときの感動は，誰にとっても忘れがたい記憶として残るのではないだろうか．

実はもっと多いかもしれない脈絡膜骨腫

　脈絡膜骨腫は，例えば脈絡膜血管腫などに比べれば，その発生頻度は明らかに低い疾患である．しかし，本症については正しく診断されていないケースが少なからずこの世の中に存在していると思われる．すなわち，本症に特徴的な斑状の眼底病変が健診や眼科受診時に偶然見つかったとしても，特に視機能の低下などがなければ超音波断層検査やX線CTなどの一歩踏み込んだ検査が行われることもないであろうし，カルテへの記載も「原因不明の限局性網脈絡膜萎縮（あるいは網脈絡膜変性）」で済まされてしまっている可能性があるためである．

　特に発症から時間が経過し，脱灰もきたした脈絡膜骨腫は，変哲のない限局性の網脈絡膜萎縮そのものであり，実際，本症の可能性を想起することは難しいかもしれない．

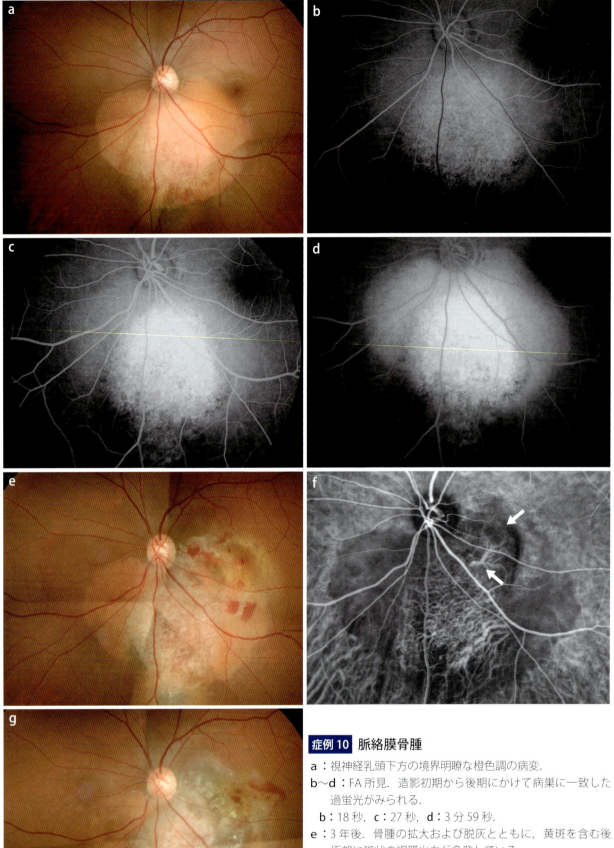

症例 10 脈絡膜骨腫

a：視神経乳頭下方の境界明瞭な橙色調の病変.

b〜d：FA 所見. 造影初期から後期にかけて病巣に一致した過蛍光がみられる.
 b：18 秒, c：27 秒, d：3 分 59 秒.

e：3 年後. 骨腫の拡大および脱灰とともに, 黄斑を含む後極部に斑状の網膜出血が多発している.

f：IA 所見. 腫瘍内の網目状の血管構造とともに, 黄斑付近には CNV がみられる（矢印）.

g：初診から 6 年後. CNV による網膜出血を何度か繰り返し, そのつど, VEGF 阻害薬の硝子体内注射による治療が行われた.

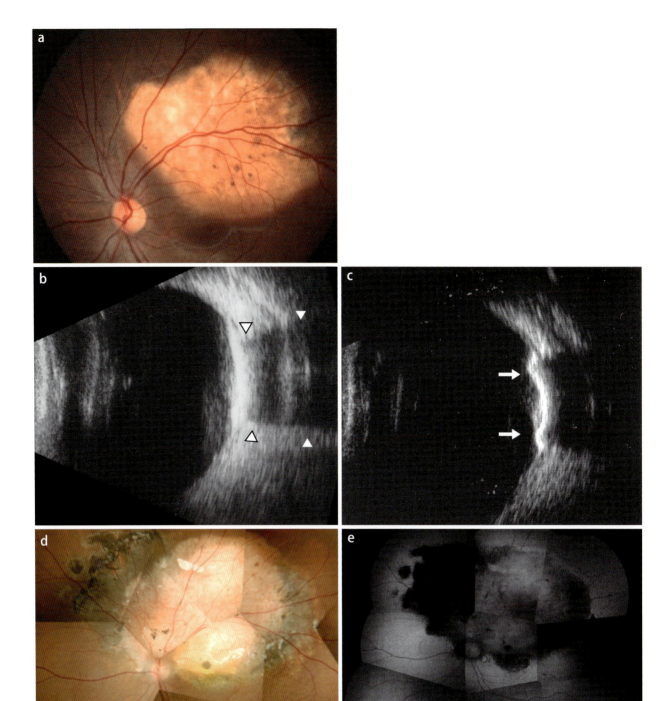

症例11　脈絡膜骨腫

a：15歳女児，初診時の眼底所見．光視症の自覚後，視力低下と視野欠損に気づいて眼科を受診し，診断に至った症例．
b, c：超音波断層検査所見（Bモード）．骨腫に一致した板状の反射と，その後方のアコースティックシャドー（b, 矢頭）．超音波のgainを下げても限局性の強い反射が残っている（c, 矢印）．
d：初診から25年後の眼底所見．病巣は徐々に拡大し，初診から4〜5年後にようやく停止した．初診から3年後には骨腫が黄斑に及び，以来，視力は0.01〜手動弁まで低下したままである．
e：FAF所見．骨腫に一致した領域では網膜色素上皮の障害により広範な低蛍光を呈している．

鑑別疾患

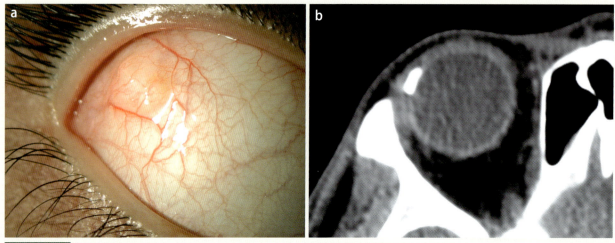

鑑別疾患1　骨性分離腫

a：上耳側の結膜下に結節性の病変がみられる．細隙灯顕微鏡で直接観察できることから，脈絡膜骨腫と間違えることはないが，bのX線CT所見のみでは混乱をまねく可能性がある．

b：X線CT所見．眼球の前方に眼球壁に沿った境界明瞭な石灰化像がみられる．脈絡膜骨腫は通常，眼底の後方（後極部）に生じるのに対し，骨性分離腫は眼球の赤道部より前方に生じる．

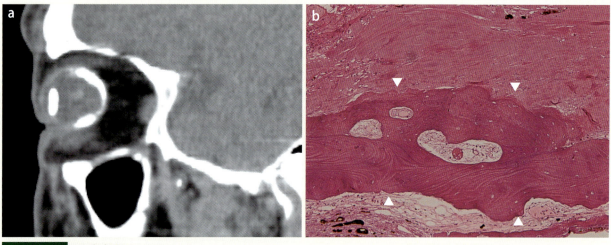

鑑別疾患2　眼球癆眼

a：頭痛の原因検索として行われたX線CTで偶然検出された，眼球壁に沿った眼内の石灰化像．水晶体も石灰化している．

b：摘出眼球の病理組織像．眼球癆に対して整容面の改善を目的に摘出術が行われた．網脈絡膜の構造はすべて失われ，グリオーシスとともに網膜色素上皮に相当する部分に骨化した組織（矢頭で囲まれた部分）が確認される．

脈絡膜腫瘍

脈絡膜母斑
choroidal nevus

 臨床像

- 眼底にみられる扁平あるいはごくわずかな隆起を伴った，境界がやや不明瞭な色素性病変である．その色調には黒褐色・茶褐色・濃いモスグリーン調などのバリエーションがある．しばしば色素性病変の中にドルーゼンを伴っている．大きさは1～5乳頭径ほどであるが，ときに眼底の広範囲を占める巨大な病変のこともある．厚さはせいぜい2mmほどで，それ以上の隆起性色素病変は悪性黒色腫（☞76頁）の可能性を考慮すべきである．
- まれではあるが周囲に漿液性網膜剥離を生じることがあり，剥離が黄斑部に及ぶと視力低下の原因となる．
- 視神経乳頭近傍にみられる場合，厚みが2mmを超える場合，漿液性網膜剥離を伴う症例などは悪性黒色腫の初期病変である可能性や，将来的には悪性黒色腫に転化する可能性も念頭に置き，定期的かつ慎重な経過観察を行う必要がある．

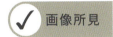 画像所見

- FAは症例によってさまざまな所見を呈する可能性があるが，一般的には母斑に一致した領域が低蛍光を示し，内部の網膜色素上皮の障害部分はwindow defectによって過蛍光を呈する．漿液性網膜剥離を伴っている場合は色素貯留による過蛍光をきたす．
- 一定以上の厚みのある母斑では，超音波断層検査で丈の測定が可能であり，経時的な変化の有無の確認に役立つとともに，重要な情報となる．X線CTやMRIなどの画像検査の診断的意義は低い．

 治療

- 通常は治療の適応はないが，漿液性網膜剥離が黄斑部に波及し，視機能の低下を生じている場合にはPDTなどが行われる（保険適用外）．母斑に対して直接凝固することにより，すみやかに剥離が消失する場合もあれば，治療に抵抗することもある．

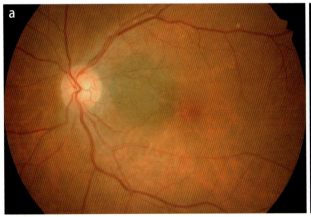 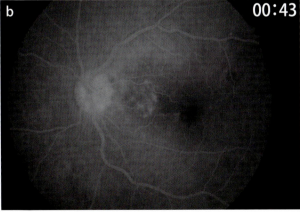

症例1 脈絡膜母斑
a：視神経乳頭と黄斑の間に，境界がやや不明瞭な緑色調の淡い色素性病変がみられる．
b：FA所見．造影早期から母斑に一致してみられる顆粒状・斑状の不規則な過蛍光が，時間経過とともに少しずつ増強している．母斑上方のわずかな漿液性網膜剥離に一致した過蛍光もみられる．

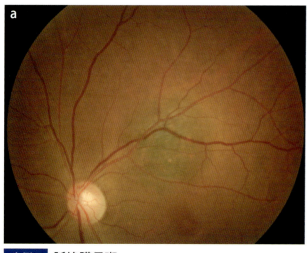
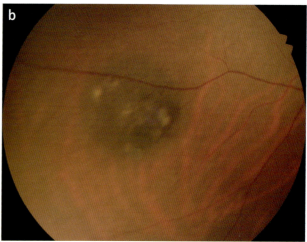

症例2 脈絡膜母斑

a：黄斑上方のドルーゼンを伴った斑状の色素性病変．
b：同一眼の耳側にみられた別の母斑．やはりドルーゼンを伴っている．

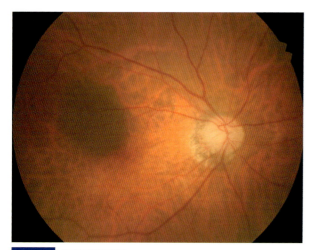

症例3 脈絡膜母斑

- 黄斑耳側にみられる"影"のような色素性病変

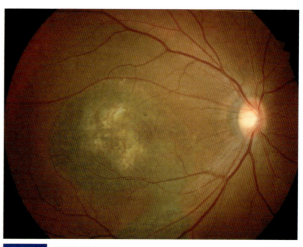

症例4 脈絡膜母斑

- 黄斑を含む，広範囲にわたる色素性病変
- 中心には網膜色素上皮の変性がみられる

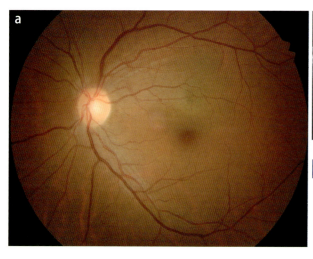
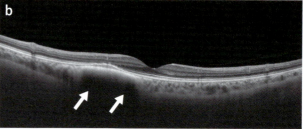

症例5 脈絡膜母斑

a：黄斑上方の淡い色素性病変．
b：OCT所見．脈絡膜内には眼底所見に一致して，無構造でわずかに網膜色素上皮の隆起を伴った領域がみられる（矢印）．

64　脈絡膜腫瘍

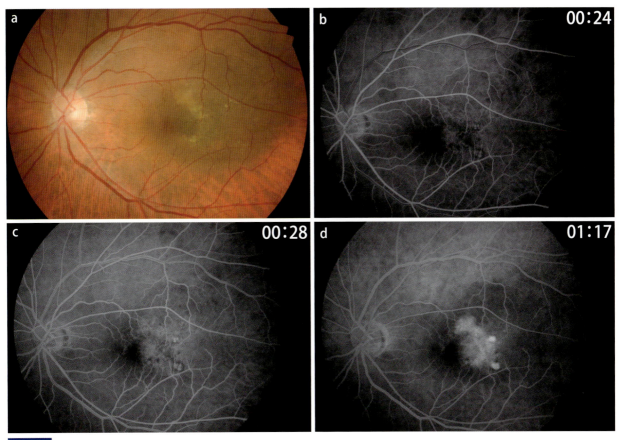

症例6　脈絡膜母斑

a：黄斑から耳側にかけてみられる，やや大きな母斑．色素上皮の変性を伴っている．

b～d：FA所見．眼底の色素性病変に一致した部分は全体に低蛍光であるが，色素上皮の変性部位に一致して window defect による過蛍光を呈している．

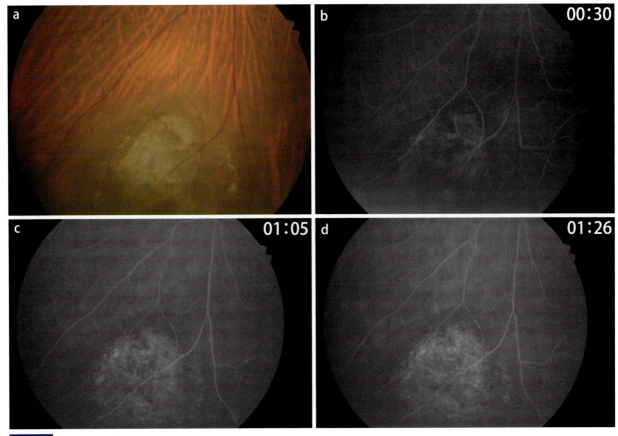

症例7　脈絡膜母斑

a：眼底下方にみられる，わずかに隆起を伴った色素性病変．両端にはドルーゼンが散在している．

b～d：FA所見．不規則な顆粒状ないしは斑状の過蛍光がみられる．

脈絡膜母斑

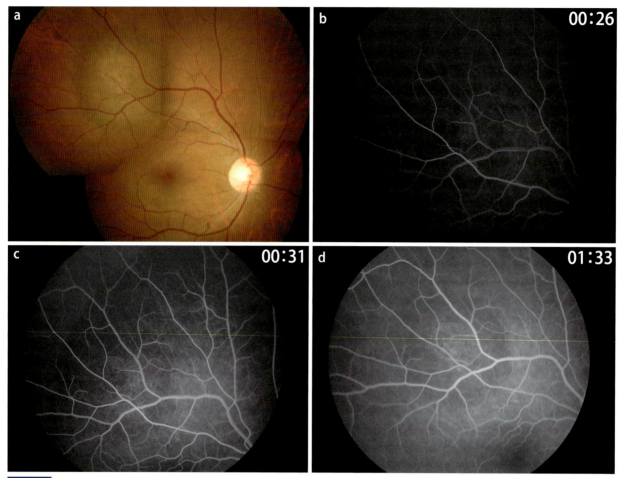

症例8 脈絡膜母斑
- a：黄斑上耳側の境界が比較的明瞭な，わずかに隆起を伴った円形色素性病変．
- b〜d：FA所見．母斑に一致した領域は低蛍光を示し，中央がごくわずかに過蛍光を呈している．

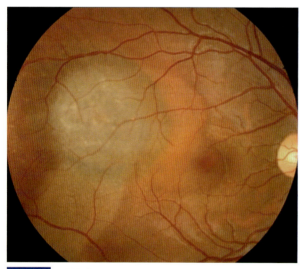

症例9 脈絡膜母斑
- わずかな隆起を伴う円形の母斑
- 黄斑に及ぶ漿液性網膜剥離を併発しており，わずかな視力低下と歪視の自覚がある
- 悪性黒色腫への転化が懸念される症例

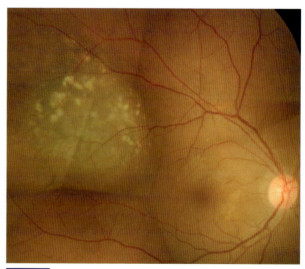

症例10 脈絡膜母斑
- 多数のドルーゼンを伴った大きな母斑
- 中央部は1.5 mm以上の隆起があり，半年に一度の定期的な観察を継続している

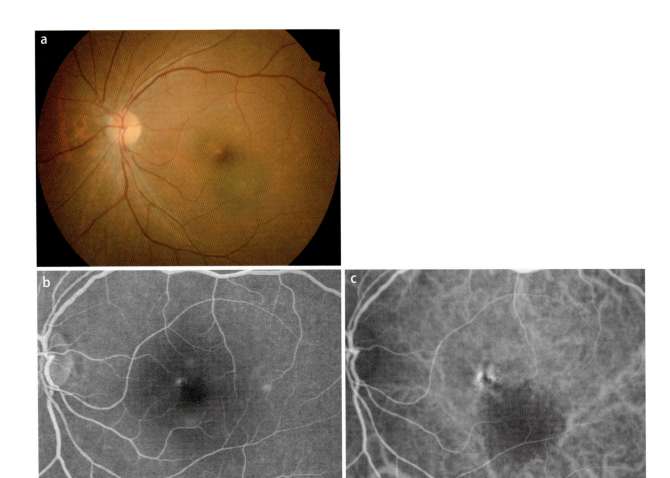

症例11 脈絡膜母斑

a：黄斑の下耳側に淡い色素性病変がみられる.
b：FA所見. 眼底の色素性病変に一致した部分は低蛍光を示し，辺縁にごくわずかな過蛍光がみられる.
c：IA所見. 眼底の色素性病変に一致して低蛍光領域がみられる.

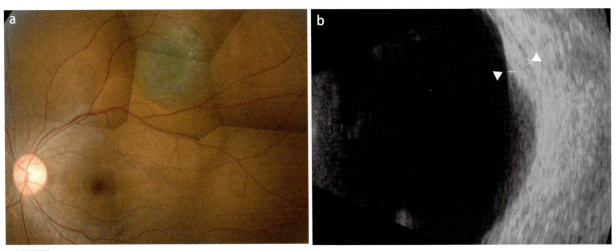

症例12 脈絡膜母斑

a：わずかな隆起を伴う色素の豊富な病変.
b：超音波断層検査所見（Bモード）. 腫瘤の丈は 2.3 mm と母斑にしては厚く（矢頭），悪性黒色腫の可能性も否定できないが，この状態のまま年余にわたって変化なく経過している.

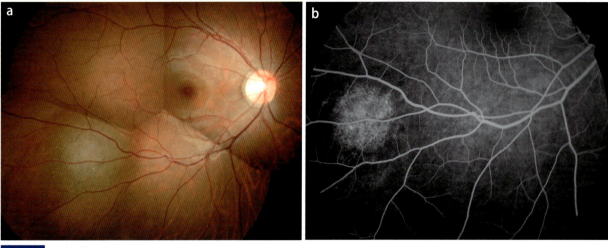

症例13 脈絡膜母斑

a：アーケードの下耳側にみられる，わずかに隆起を伴った色素性病変．
b：FA所見．母斑に一致して組織染による顆粒状の過蛍光がみられる．

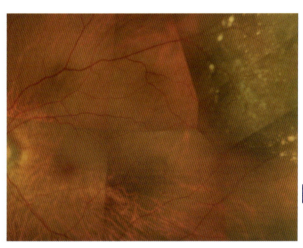

症例14 脈絡膜母斑

- 眼底周辺部のドルーゼンを伴った，色素が豊富でサイズの大きな母斑だが，隆起はほとんどない

> **ひとり言**
>
> ### 意外と無駄なX線CTやMRI検査
>
> 　眼科検診などで眼内に隆起性病変が見つかり，大学病院などの基幹施設に紹介されると，担当医の多くはFAやIA，OCTなどとともに，X線CTやMRIなどの断層撮影検査をオーダーする．むろん，脈絡膜骨腫や網膜芽細胞腫などではX線CTで腫瘍内の石灰化像を検出することに診断的意義があるが，実はほかの多くの眼内腫瘍では，これらの画像検査を行っても診断に役立つことは少ない．特に脈絡膜母斑のように小さな，しかも丈の低い眼内腫瘍では全くといってよいほど診断的意義はない．脈絡膜血管腫や毛様体腫瘍などについてもほぼ同様である．なぜならば，眼底に発見されたわずかな隆起性病変では，2〜3 mmの薄いスライスで撮像したとしてもX線CTやMRI画像にはほとんど何も写っていないことのほうが多いからである．ここに挙げた症例19（☞72頁）のように，何らかの所見が検出されることのほうがむしろまれであろう．仮に何らかの所見をとらえることができたとしても，診断に結びつくような情報はまず得られないことを認識しておくべきであり，医療費の無駄使いと意味のない被曝（X線CTの場合）は極力避けたいものである．

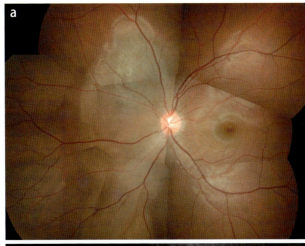
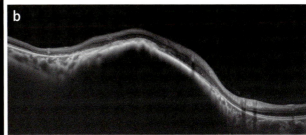
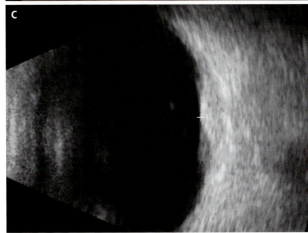

> **症例 15** 脈絡膜母斑
>
> a：視神経乳頭から上鼻側に及ぶ母斑．視神経乳頭に接しており，また一定の隆起もみられることから，厳密な経過観察を継続中であるが，5 年以上にわたって変化はない．
> b：OCT 所見．網膜色素上皮が隆起し，脈絡膜内には無構造な領域がみられる．
> c：超音波断層検査所見（B モード）．母斑の丈は 2.5 mm と厚いが，変化は全くみられない．

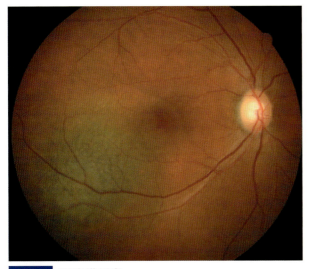

> **症例 16** 脈絡膜母斑
>
> - 黄斑の下耳側にみられる中央部が明らかに隆起した色素性病変
> - 定期的かつ慎重な経過観察が望まれる症例

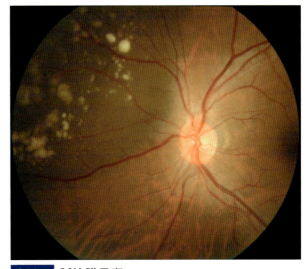

> **症例 17** 脈絡膜母斑
>
> - 視神経乳頭の近くから上鼻側眼底に広範囲に広がる，多数のドルーゼンを伴った症例
> - 色素性病変部に隆起は全くない
> - 本症例は 6 か月ごとに定期的に経過観察を継続したところ，5 年後に悪性黒色腫となった（☞92 頁）

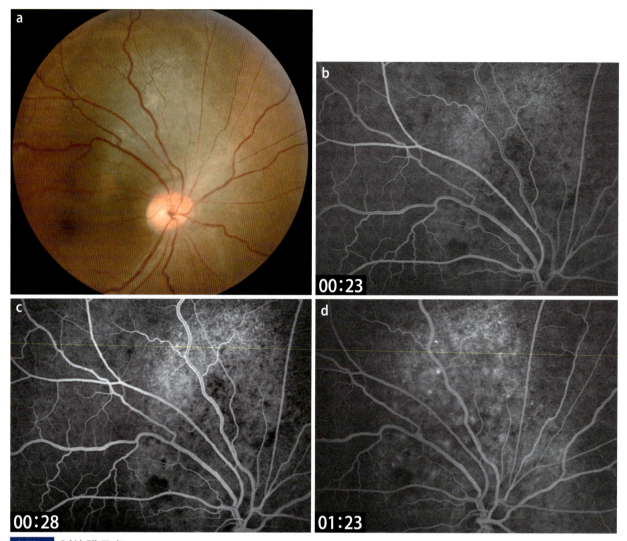

症例18 脈絡膜母斑

a：視神経乳頭に隣接する大きな母斑．網膜静脈のわずかな蛇行もみられる．悪性黒色腫への転化が危惧される症例．
b～d：FA所見．母斑に一致して造影初期（b, c）から淡い顆粒状の過蛍光がみられ，後期（d）までほぼ同じ状態が持続している．

（つづく）

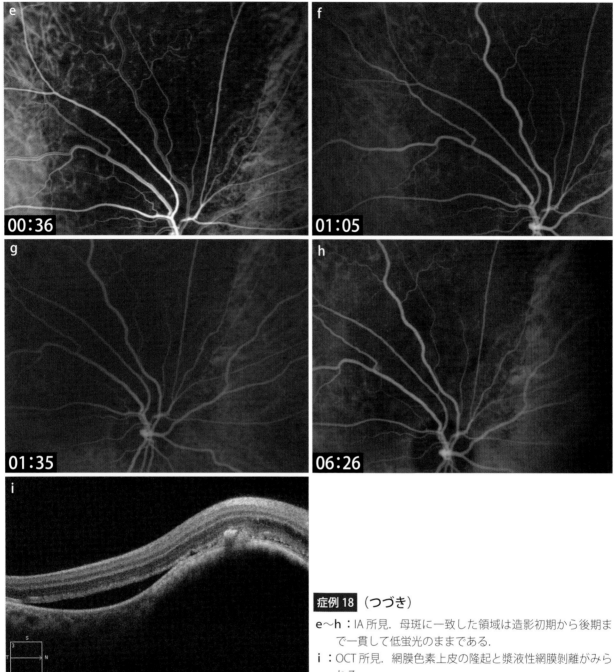

症例18（つづき）

e~h：IA所見．母斑に一致した領域は造影初期から後期まで一貫して低蛍光のままである．
i：OCT所見．網膜色素上皮の隆起と漿液性網膜剥離がみられる．

脈絡膜母斑

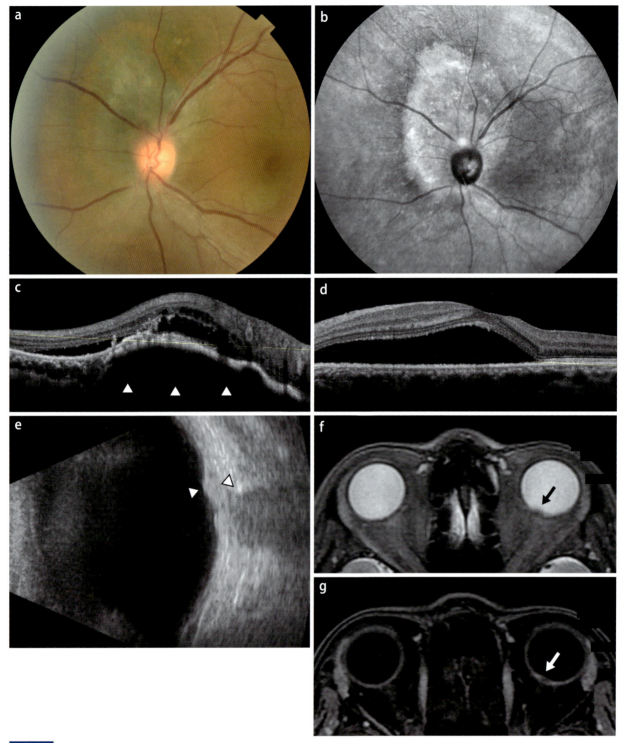

症例 19　脈絡膜母斑

a：視神経乳頭を取り囲むような色素性病変．悪性黒色腫への転化が危惧される症例．
b：FAF 所見．色素性病変に一致した過蛍光の中に，さらに強い顆粒状の過蛍光がみられる．
c：OCT 所見．脈絡膜に無構造な領域がみられ，網膜色素上皮を押し上げている（矢頭）．脈絡膜悪性黒色腫との鑑別を要する症例であるが，このような状態のまま，何年も経過している．
d：OCT 所見（黄斑部）．母斑とは離れた黄斑部にみられる漿液性網膜剥離．
e：超音波断層検査所見（B モード）．視神経乳頭の脇に 2 mm の隆起性病変がみられる（矢頭）．
f, g：MRI 所見．T2 強調画像（f）とガドリニウムによる造影後 T1 強調画像の所見（g）であるが，明らかな隆起性病変であっても断層撮影で得られる情報はこの程度であり（矢印），悪性黒色腫との鑑別は困難である．

脈絡膜腫瘍

脈絡膜黒色細胞腫（メラノサイトーマ）
choroidal melanocytoma

 臨床像
- 眼内に生じる黒色細胞腫（メラノサイトーマ）の多くは視神経乳頭に発生するが，虹彩や毛様体などと同様，脈絡膜にもみられることがある．良性の色素性病変であるが，もともとぶどう膜組織にみられる母斑の亜型として位置づけられる黒色細胞腫では，虹彩，脈絡膜のいずれの場合も臨床的に母斑（☞63頁）と確実に鑑別することは容易ではない．脈絡膜の病変は虹彩のように直接観察できないので，診断の確定はより困難である．
- 母斑との大きな違いはその色調であり，虹彩の場合と同様，母斑よりも黒色調の強い色素性病変ということに尽きる．
- 一方，悪性黒色腫（☞76頁）との鑑別は当然のことながらはるかに重要である．いずれにしても良性・悪性の判断は，定期的な経過観察による病変のサイズや丈の計測に基づいた評価にかかっており，変化がみられるようであれば悪性黒色腫と判断されることになる．
- きわめてまれであるが，脈絡膜の広範囲に広がるびまん性黒色細胞腫の存在が知られている．

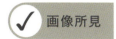 画像所見
- 母斑と同様の所見を呈することが多いため，FAやIAが診断に役立つことはほとんどない．病変が眼底の周辺に存在する場合はOCTによる評価も困難である．

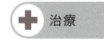 治療
- 治療の適応はないが，悪性黒色腫の可能性を否定するには年余にわたる経過観察が必要である．

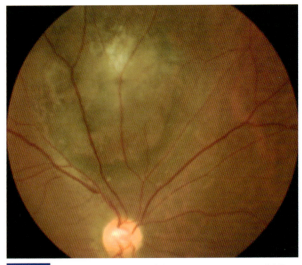

症例1 脈絡膜黒色細胞腫（メラノサイトーマ）疑い
- 視神経乳頭上方の境界がやや不明瞭な色素性病変
- わずかに隆起しており，母斑に比べると色素が多く，不均一である
- 年余にわたって外観やサイズに変化はない

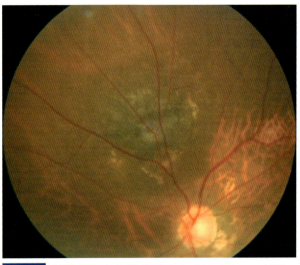

症例2 脈絡膜黒色細胞腫（メラノサイトーマ）疑い
- 視神経乳頭の上鼻側にみられる境界不明瞭な濃い色素性病変
- ドルーゼンもみられ，母斑の可能性も否定はできない

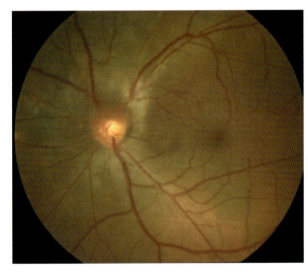

症例3 脈絡膜黒色細胞腫（メラノサイトーマ）疑い
- 視神経乳頭周辺の網膜下にみられる，隆起のない境界不明瞭な広範囲に及ぶ黒褐色の病変
- この状態のまま，数年にわたって全く変化がみられない
- 悪性黒色腫への転化が危惧されるので，長期にわたる経過観察が望ましい

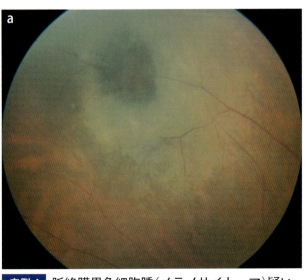
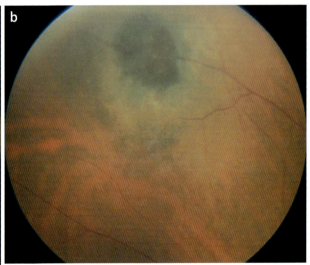

症例4 脈絡膜黒色細胞腫（メラノサイトーマ）疑い

a：眼底周辺部（上耳側）の隆起のない黒色病変．色素の多い部分と少ない部分がある．
b：4年後の眼底所見．ほとんど変化はみられない．

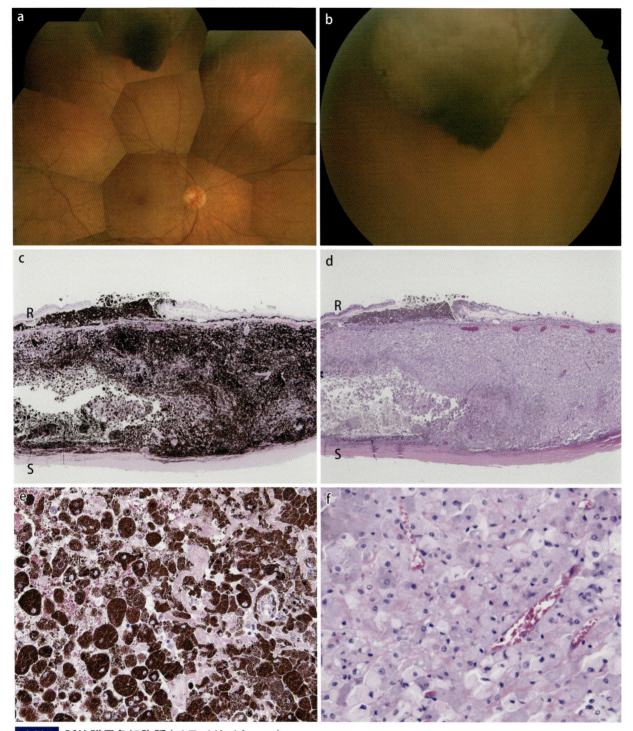

症例5 脈絡膜黒色細胞腫(メラノサイトーマ)

a：眼底周辺部にみられる，硝子体腔側に突出した円錐形の褐色隆起性病変．臨床的には悪性黒色腫を思わせる．
b：隆起の先端部には色素が多いことがわかる．
c：局所切除された腫瘍の病理組織像（弱拡大）．腫瘍の上の網膜(R)は萎縮・変性している．
　 腫瘍組織の下方には半層切除された強膜(S)がみられる．
d：脱メラニン処理後の標本．
e：胞体内に豊富なメラニン色素を含む，大きな円形もしくは類円形の細胞が密に増殖している．
f：脱メラニン処理後の標本では，わずかに異型性を伴った明瞭な核小体を有する細胞が密に増殖しているのがわかる．黒色細胞腫の病理組織像である．

脈絡膜腫瘍

脈絡膜悪性黒色腫（メラノーマ）
choroidal melanoma

 臨床像

- 白人社会と比較すると，わが国でぶどう膜悪性黒色腫を経験する機会は限られるが，眼内に生じる悪性腫瘍の中では最も頻度は高い．
- 虹彩や毛様体からの発生例はまれで，脈絡膜からの発生例が圧倒的に多い．白人では腫瘍内にメラニン色素の増殖を伴わない無色素性の悪性黒色腫もみられるが，有色人種ではほぼ全例が腫瘍内に一定量のメラニン色素を含んでいるため，初期の段階から茶褐色調の色素性の病変として認識される．ただし，色調についてはバリエーションがあり，通常の眼底検査では一見，灰白色や黄色に近い外観を呈することもある．網膜色素上皮におけるリポフスチンの沈着によるオレンジ色素の存在が特徴的とされるが，わが国では必ずしも高頻度にみられる所見ではない．
- 初期は小さく扁平な病変であるが，腫瘍が増殖して丈が高くなるとBruch膜を穿破し，その後は硝子体腔側に急速に増大していく．周囲に漿液性網膜剥離を生じることがあり，高度になると腫瘍が剥離した網膜で覆われてしまい，診断に苦慮することになる．まれに網膜出血や硝子体出血をきたし，硝子体手術によってはじめて腫瘍の存在が明らかになることがある．
- 腫瘍が小さく，眼底周辺部に存在するときは一般に無症状であり，健診や他疾患で眼科受診の際に偶然発見される．一方，光視症や飛蚊症もしばしばみられる症状で，診断の契機となる．腫瘍がある程度大きくなると視野の欠損を生じ，腫瘍，あるいは随伴する網膜剥離が黄斑に及んだ場合には変視や視力低下をきたす．

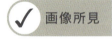 画像所見

- 中間透光体の混濁などがなく，眼底が十分に透見可能であるならば，通常の眼底検査から得られる所見が診断に最も重要となる．換言すれば眼底所見以外の情報，すなわちさまざまな画像診断検査は，本症の診断においてはあくまで補助的な位置づけにすぎない．
- FAでは腫瘍内のメラニン色素による低蛍光とともに，造影初期から中期にかけて多発性の点状もしくは斑状の過蛍光がみられ，後期には組織染によって腫瘍全体が過蛍光となる．造影後期には腫瘍表面から硝子体腔側に色素の漏出が観察されることもある．IAでは造影早期から後期に至るまで一貫して低蛍光を示すが，腫瘍内の血管が明瞭に描出されることがある．
- 超音波断層検査（Bモード）では高反射を示すほか，症例によっては腫瘍が強膜側に陥入して見える所見（choroidal excavation）がみられる．超音波断層検査では病変のサイズ，特に腫瘤の丈（厚さ）の確認が重要である．発症初期の比較的小さな，また丈の低い病変の場合は母斑（☞63頁）との鑑別が問題となるが，丈が2mm以上の場合は悪性黒色腫の可能性を疑い，慎重な経過観察を行う必要がある．経時的な計測による腫瘍の増大を確認することは，診断上，きわめて大切な情報となる．
- MRIでは一般にT1強調画像で高信号に，T2強調画像で低信号に描出され，これらの所見は診断の参考となるが，同様の所見はほかの眼内腫瘍でも呈する可能性があるので絶対的なものではない．
- 核医学検査であるヨードアンフェタミン（^{123}I-IMP）をトレーサーとしたシンチグラフィ（single photon emission CT：SPECT）検査では，静注24時間後に患眼に一致した異常集

積像が得られ，感度・特異度ともに優れた検査法である．FDG-PET も診断に用いられることがあるが，脈絡膜悪性黒色腫の場合は ^{123}I-IMP SPECT のほうが診断精度は高い．

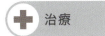治療

- 脈絡膜母斑やほかの良性眼内腫瘍との鑑別が判然としない間は，眼底写真や超音波断層検査(Bモード)を定期的に行い，診療録に記録しながら厳重に経過観察を続けていく．
- 診断確定後の治療は，かつては多くの症例に対して眼球摘出術が行われ，今日でも選択肢の1つであるが，近年は症例に応じてさまざまな眼球温存療法が実施されるようになっている．
- 眼球温存療法として，腫瘍のサイズが小さく，丈も高くない場合には TTT が有用な場合もあるが，適応となる症例は少ない．腫瘍の丈の低い症例では小線源治療(^{106}Ru や ^{125}I の強膜への一時的装着．わが国では前者)が行われるが，実施可能な施設が限られている．その他の放射線治療としてサイバーナイフのほか，陽子線や重粒子線などの放射線外照射による治療が行われる．わが国では重粒子線を用いた治療が行われる機会が多いが，やはり実施可能な施設に限りがある．また，これらの放射線外照射による治療では，眼球を温存することができても視神経障害や血管新生緑内障などの合併症により視機能が失われることも多い．
- ほかの眼球温存療法として，腫瘍のサイズが比較的小さく，前方に位置している場合などは，強膜の一部と腫瘍のみを外科的に切除する局所切除術が行われることがある．
- ぶどう膜悪性黒色腫では肝臓を中心に血行性転移をきたす可能性があり，治療施行後，数年～10年以上経過したのちに転移が明らかとなる場合もある．
- 組織学的には紡錘型(A型およびB型)，類上皮細胞型，両者の混合型に分類され(☞102頁，参考所見2)，類上皮細胞型の細胞が多く占める症例ほど生命予後が不良とされる．また，摘出された腫瘍組織や針生検で得られた細胞から3番染色体の欠失(モノソミー3)などの染色体の異常が検出された場合には高率に転移をきたし，生命予後不良となる可能性が高いことが明らかにされている(本邦では針生検が行われることはほとんどない)．

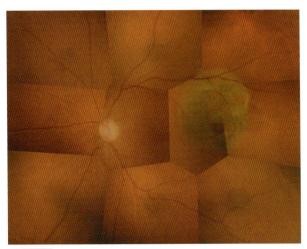

症例1 脈絡膜悪性黒色腫(メラノーマ)
- 黄斑の上耳側に，境界明瞭な色素性隆起性病変がみられる

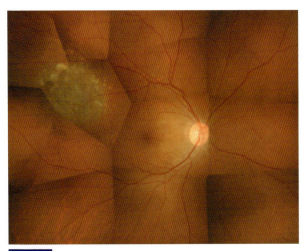

症例2 脈絡膜悪性黒色腫(メラノーマ)
- 黄斑の上耳側にわずかな隆起と，多数のドルーゼンや，いわゆるオレンジ色素を伴った色素性病変がみられる

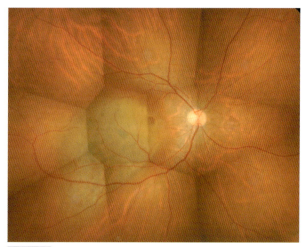

症例3 脈絡膜悪性黒色腫（メラノーマ）
- 黄斑を含む眼底後極部に，境界のやや不明瞭な隆起性病変がみられる

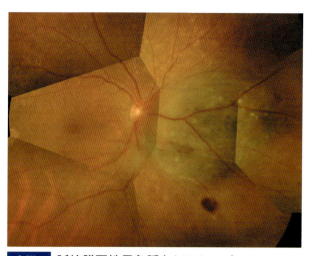

症例4 脈絡膜悪性黒色腫（メラノーマ）
- 視神経乳頭から鼻側にかけてみられる隆起性病変
- 下方に斑状の出血を伴っている

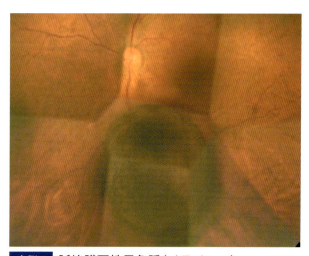

症例5 脈絡膜悪性黒色腫（メラノーマ）
- 乳頭下方の，境界明瞭で色素に富んだドーム状の隆起性病変

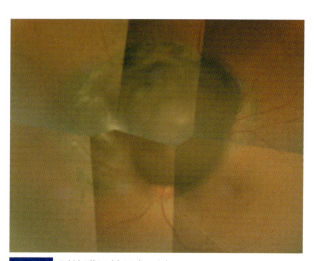

症例6 脈絡膜悪性黒色腫（メラノーマ）
- 視神経乳頭を含むように乳頭の上方に生じた，色素に富んだ隆起性病変

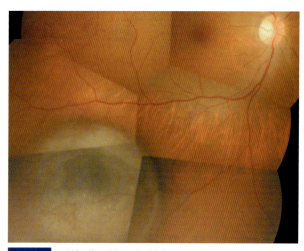

症例7 脈絡膜悪性黒色腫（メラノーマ）
- 眼底下耳側の円形・ドーム状の境界明瞭な隆起性病変

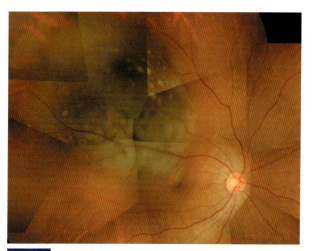

症例8 脈絡膜悪性黒色腫（メラノーマ）
- 黄斑から上耳側に広がる，色素の多い大きな隆起性病変

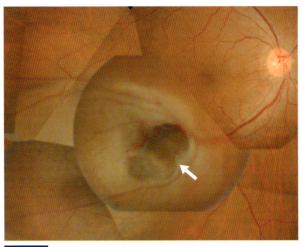

症例9　脈絡膜悪性黒色腫（メラノーマ）

- 眼底下耳側の大きな隆起性病変
- 腫瘍の一部がBruch膜を穿破して硝子体腔側に突出している（矢印）．この部分は色素も多い

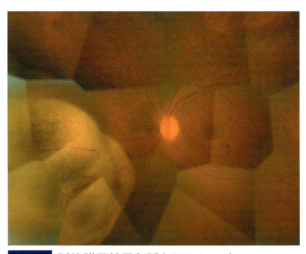

症例10　脈絡膜悪性黒色腫（メラノーマ）

- 眼底の下鼻側に広がる，耳側の表層に網膜剥離を伴った隆起性病変

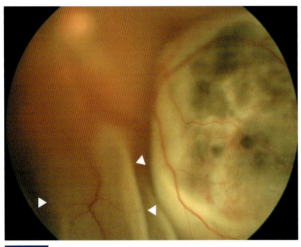

症例11　脈絡膜悪性黒色腫（メラノーマ）

- 眼底下耳側の隆起性病変と，随伴する滲出性網膜剥離（矢頭）

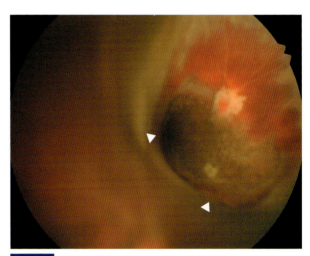

症例12　脈絡膜悪性黒色腫（メラノーマ）

- 増殖した腫瘍がBruch膜を穿破し，色素に富んだ隆起性病変として硝子体腔側に突出している（矢頭）
- 周囲に出血がみられる

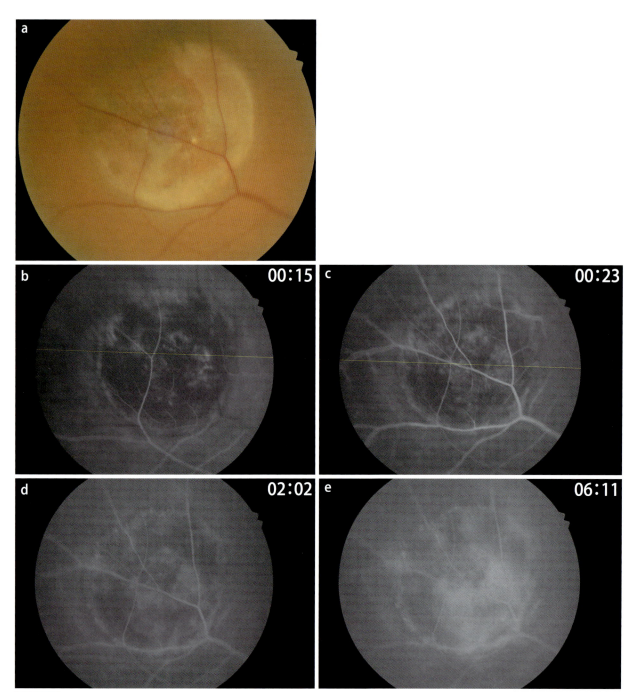

症例13 脈絡膜悪性黒色腫（メラノーマ）

a：眼底上耳側の境界明瞭な円形隆起性病変.
b〜e：FA所見. 全体に低蛍光を示す腫瘤の中で, 造影早期の網目状の過蛍光が, 時間の経過とともに増強している.

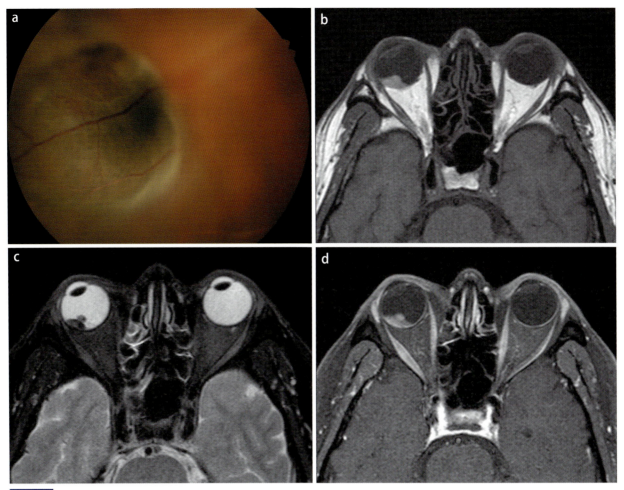

症例14 脈絡膜悪性黒色腫（メラノーマ）

a：眼底下耳側にみられる腫瘍の一部がBruch膜を穿破し，硝子体腔側に突出している．
b〜d：MRI所見．眼内の腫瘍はT1強調画像で高信号を呈している（b）．T2強調画像で低信号を呈しており，鏡餅のように腫瘍が2段になっているのがわかる（c）．ガドリニウムによる造影で腫瘍が不均一に造影されている（d）．

> **ひとり言**
>
> ### （裂孔原性）網膜剥離と勘違いされる脈絡膜悪性黒色腫
>
> 長い眼科医稼業の間に脈絡膜悪性黒色腫を経験する確率がどのくらいあるのか，その数字を知る由もないが，大学病院や基幹病院での研修期間を含め，一度でもこの疾患を経験したことがあれば，外来で疑いのある患者さんが目の前に現れたとしても，鑑別疾患の1つとして本腫瘍を想起することは決して困難ではないと思う．反対に，一度も見たことがない場合には少々事情が異なってくるのかもしれない．
>
> 実際，これまでも「網膜剥離」（おそらく，裂孔原性網膜剥離の意味）の診断名でこの疾患の紹介を受けたことは何度もある．腫瘍に随伴した続発性の滲出性網膜剥離がそれなりに存在しているのであれば，診断としては必ずしも間違いではないのだが，剥離の全く存在しない，充実性の眼内隆起性病変そのものが「網膜剥離」，あるいは「進行の遅い網膜剥離」と勘違いされている事例は意外と存在する．
>
> そのような事例を少しでも減らしたいがために本アトラスを企画した，といっても過言ではない．

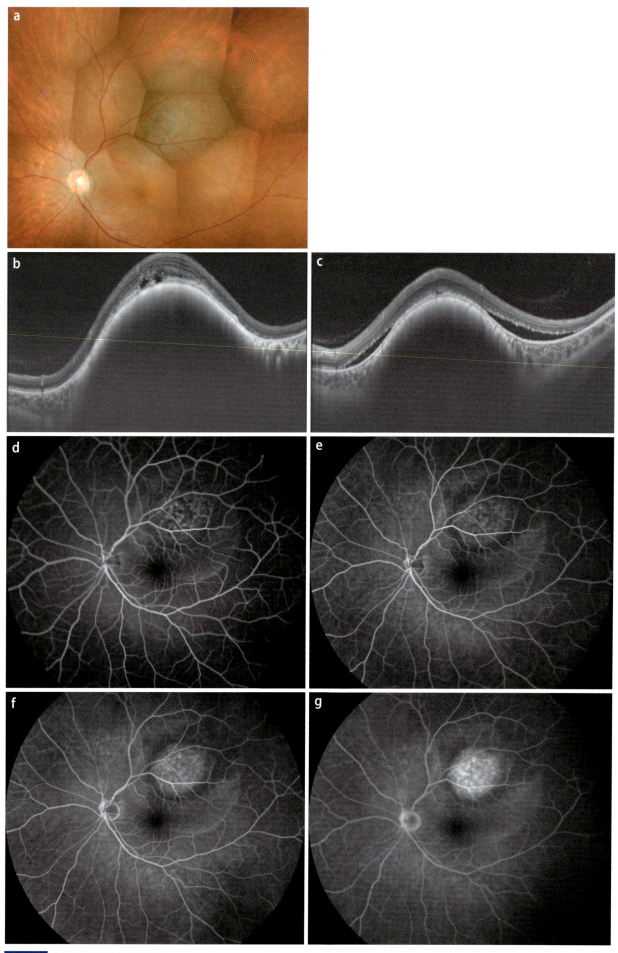

症例 15　脈絡膜悪性黒色腫（メラノーマ）

（つづく）

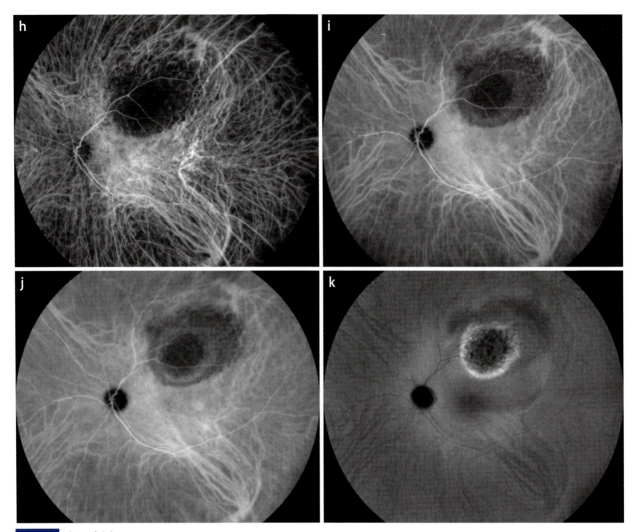

症例15（つづき）

a：黄斑の上方に比較的丈の低い，まだらな色素性変化を有する腫瘤がみられる．

b，c：OCT所見．脈絡膜の腫瘤によって網膜色素上皮が押し上げられている．網膜外層のわずかな浮腫（b）と，隆起の周囲には漿液性網膜剥離が観察される（c）．

d～g：FA所見．腫瘍に一致して経時的に過蛍光が増強し，後期には組織染による過蛍光を呈している．

h～k：IA所見．腫瘍に一致して低蛍光を示しているが，表層の網膜血管は描出されている．中期～後期には輪状の過蛍光領域がみられる．

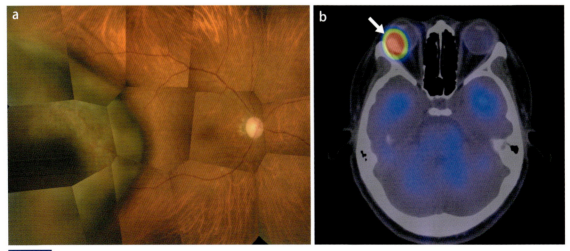

症例16 脈絡膜悪性黒色腫（メラノーマ）

a：眼底耳側の大きな色素性腫瘤．

b：^{123}I-IMP SPECT所見（CTとの融合画像）．造影24時間後に，右眼の眼内腫瘤の局在に一致した集積像がみられる（矢印）．

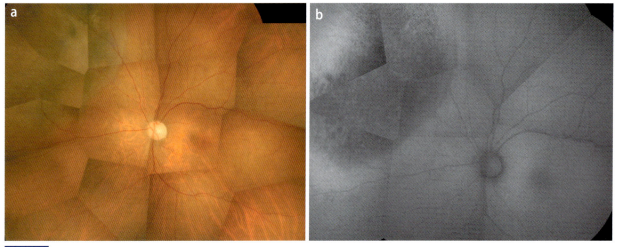

症例17 脈絡膜悪性黒色腫（メラノーマ）

a：上鼻側の茶褐色を呈する隆起性病変．
b：FAF所見．腫瘤に一致して過蛍光と低蛍光領域がみられる．

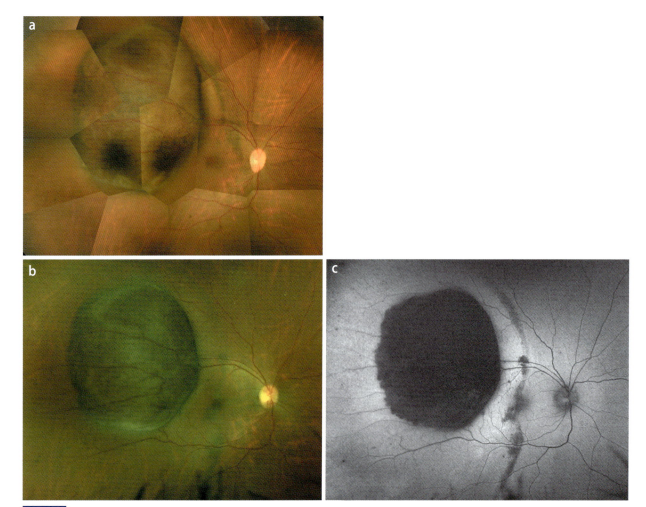

症例18 脈絡膜悪性黒色腫（メラノーマ）

a：眼底後極部から上方にみられる境界明瞭で大きな腫瘤．腫瘤の鼻側網膜下には帯状の色素性変化がみられる．
b：Optosによる撮影所見．色調はともかく，正確な全体像の把握に役立つ．
c：FAF所見．腫瘤に一致した均一な低蛍光がみられる．網膜下の帯状色素性変化に一致して低蛍光所見がみられる．

（つづく）

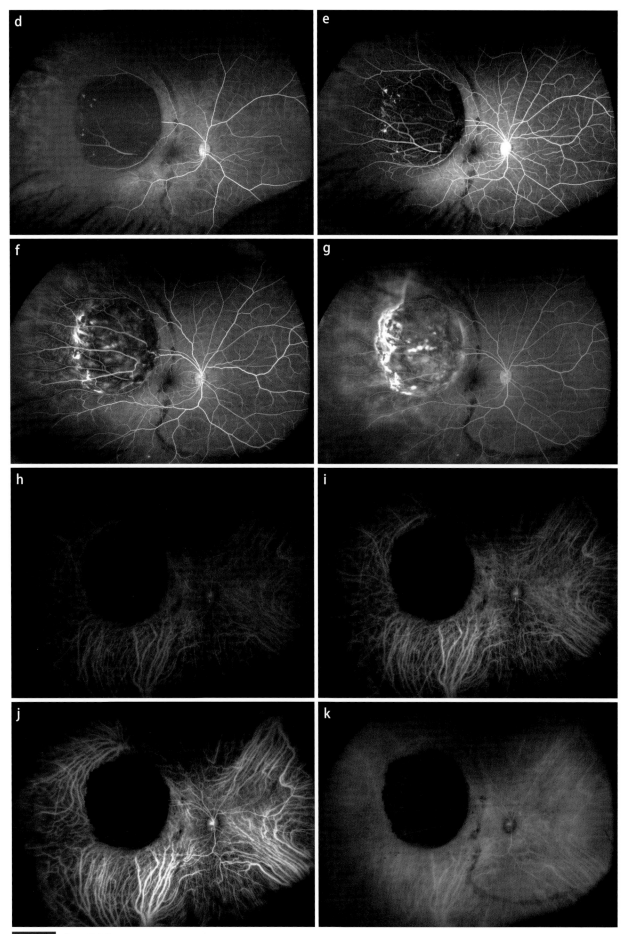

症例 18(つづき)

d〜g:FA 所見.造影早期は全体に低蛍光のままであるが(d, e),中期から後期にかけて腫瘍の耳側に点状・斑状の過蛍光所見が顕著となり,後期にかけて次第に増強している(f, g).

h〜k:IA 所見.造影早期から後期まで,一貫して低蛍光のままである.

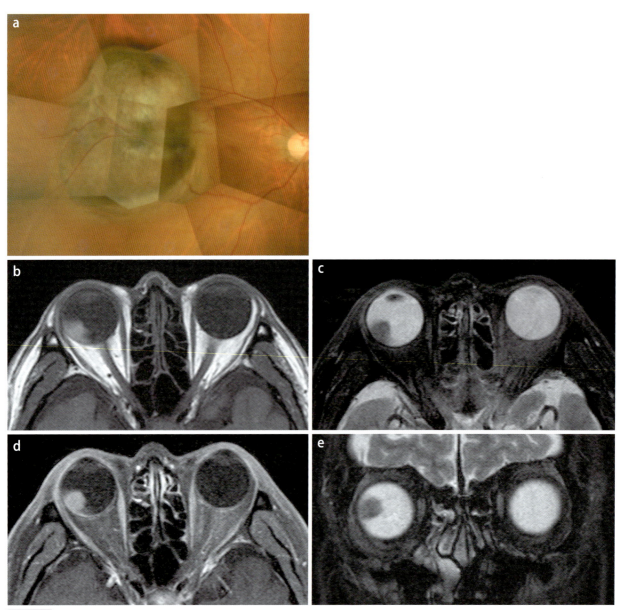

症例19 脈絡膜悪性黒色腫（メラノーマ）

a：眼底後極部の境界明瞭な隆起性病変．腫瘤の周辺部にはわずかに滲出性網膜剝離がみられる．

b〜e：MRI所見．腫瘍はT1強調画像で高信号を(b)，T2強調画像で低信号を(c, e)を呈している．ガドリニウムにより腫瘍内が一様に造影されている(d)．

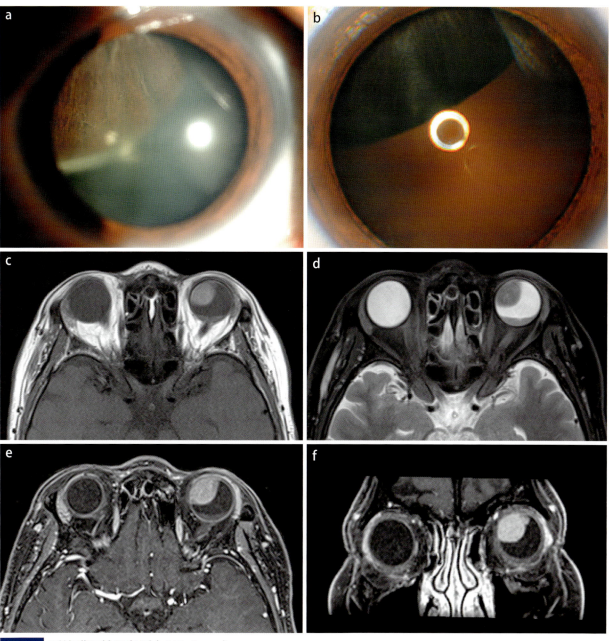

症例20 脈絡膜悪性黒色腫（メラノーマ）

a：水晶体のすぐ後方にみられる茶褐色の眼内隆起性病変.
b：徹照法による観察. 腫瘍の輪郭がより明瞭に観察される.
c〜f：MRI所見. 眼内の前方にT1強調画像で高信号（c），T2強調画像で低信号（d）を呈する腫瘤がみられ，それぞれ眼底後極部には随伴する網膜剥離も描出されている. ガドリニウムにより腫瘍全体が強く造影されている（e, f）.

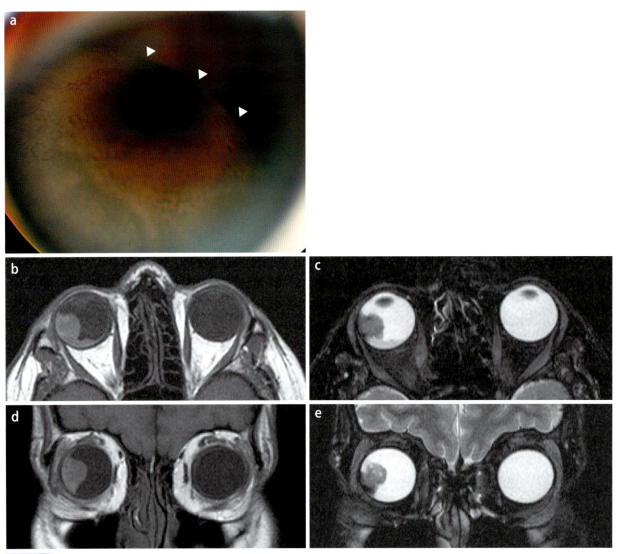

症例21 脈絡膜悪性黒色腫（メラノーマ）

a：細隙灯顕微鏡で観察される大きな腫瘍（矢頭）.
b〜e：MRI 所見. T1 強調画像でやや高信号（b），T2 強調画像で低信号（c）を呈する腫瘤がみられ，それぞれ眼底後極部の網膜剝離も描出されている. T1 強調画像の冠状断（d）と T2 強調画像の冠状断（e）を示す.

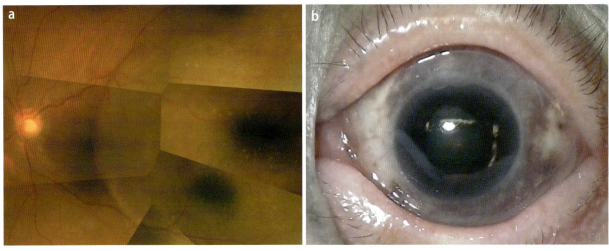

症例22 脈絡膜悪性黒色腫（メラノーマ）

a：黄斑から耳側に広がる大きな腫瘤.
b：前眼部所見. 眼瞼の太田母斑とともに，強膜にはメラノサイトーシスがみられる.

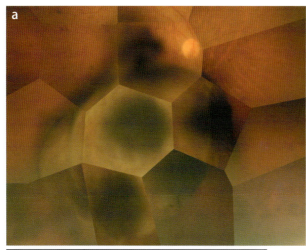
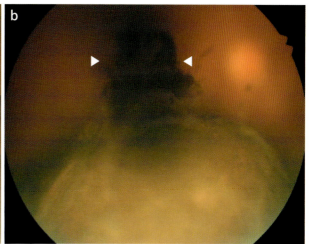
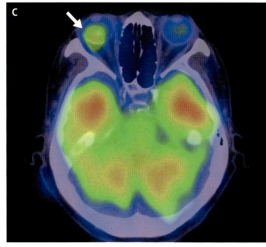

症例23 脈絡膜悪性黒色腫（メラノーマ）

a：眼底下方の，境界明瞭な丈の高い腫瘤．
b：拡大写真．腫瘍由来と考えられるメラニン色素の集塊が硝子体腔内に広がっている（矢頭）．
c：^{123}I-IMP SPECT所見（CTとの融合画像）．造影24時間後に腫瘍に一致した集積像がみられる（矢印）．

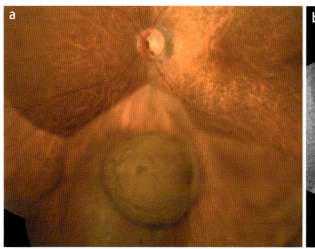
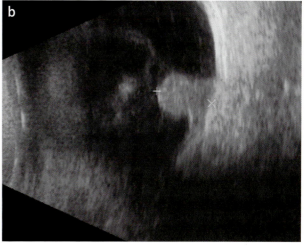

症例24 脈絡膜悪性黒色腫（メラノーマ）

a：眼底下方に生じた，鏡餅のように2段に隆起した腫瘤．下耳側には硝子体混濁を伴っている．
b：超音波断層検査所見（Bモード）．茸状，雪だるま状の充実性腫瘤であることがわかる．硝子体混濁も描出されている．

脈絡膜悪性黒色腫（メラノーマ） 89

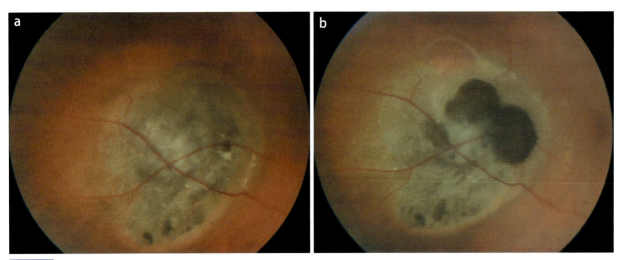

症例25 脈絡膜悪性黒色腫（メラノーマ）

a：3 mm ほどの隆起を伴う，眼底周辺部の色素にムラのある病変．脈絡膜母斑より悪性黒色腫の初期病変である可能性が高い．

b：その後の経過．定期的に経過観察を続けていたところ，初診から 2 年半後に腫瘍の表層から新たな黒色病変が現れ，腫瘍全体の丈も高くなった．

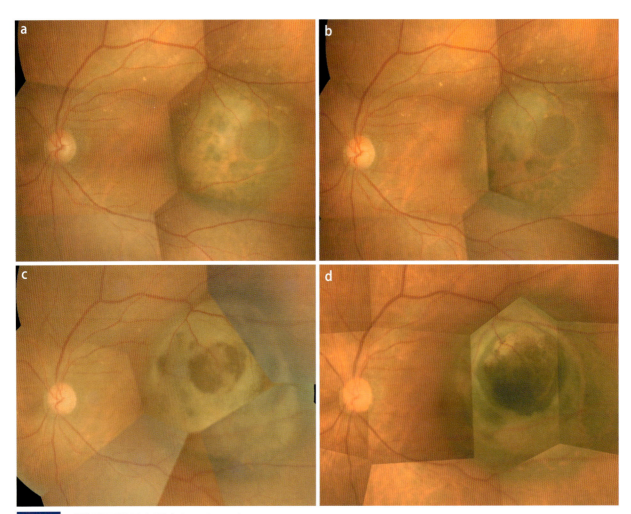

症例26 脈絡膜悪性黒色腫（メラノーマ）

a：初診時の眼底所見．本人の強い希望により，一切の治療を行うことなく自然経過をみていくことになった症例．

b：3 か月後．腫瘍内の斑状色素が癒合・拡大し，周辺部の色素性変化も初診時よりわずかに拡大しているが，腫瘍のサイズに大きな変化はみられない．しかし，中央の色素性病変の部分は Bruch 膜を穿破し，硝子体腔側に突出しはじめている．

c：6 か月後．腫瘍径と丈は明らかに大きくなり，中央の斑状色素はさらに目立つようになってきている．

d：初診から 2 年後．腫瘍中央部の色素性変化は明らかに拡大し，硝子体腔側に突出している．

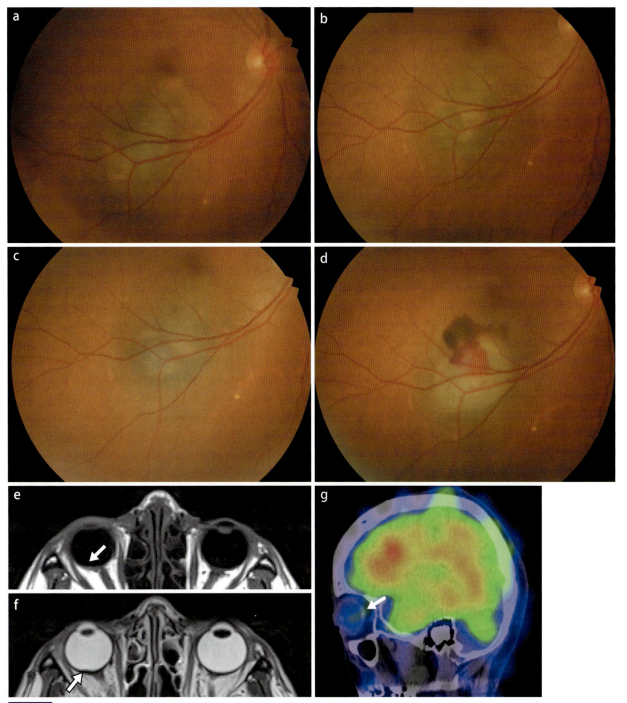

症例27 脈絡膜悪性黒色腫（メラノーマ）

- **a**：初診時の眼底所見．臨床的には母斑と判断したが，丈が 2.5 mm であったため十分な説明のうえ，定期的に経過観察を行うこととした．
- **b**：6 か月後．初診時と比較してほとんど変化はみられない．
- **c**：1 年後．やはり変化はみられない．
- **d**：1 年半後．病巣は明らかな隆起を示すとともに，出血を生じてきた．
- **e, f**：初診から 1 年半後の MRI 所見．T1 強調画像（e）と T2 強調画像（f）．腫瘍が小さく，丈も低い場合，MRI から得られる情報（矢印）はごく限られ，診断的価値は高くない．
- **g**：初診から 1 年半後の ^{123}I-IMP SPECT 所見（CT との融合画像）．患眼である右眼の眼球後壁に異常集積像がみられ（矢印），悪性黒色腫と診断した．なお，初診時には本検査でこのような集積像はみられなかった．

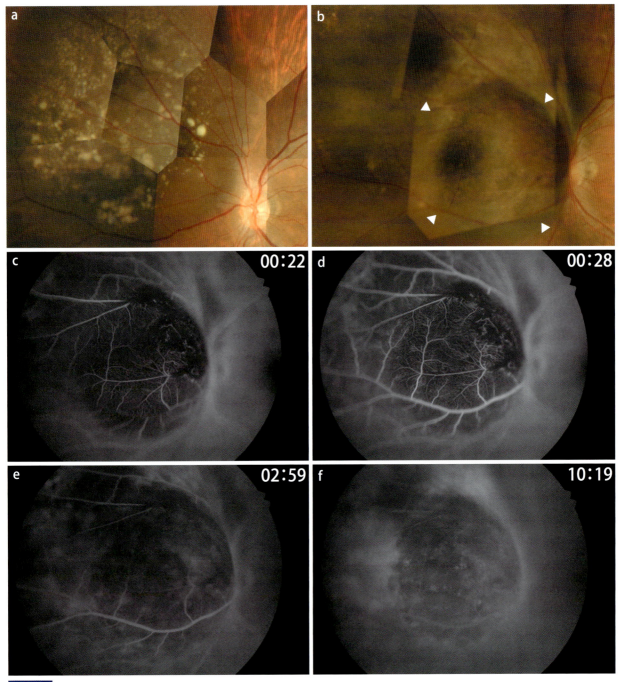

症例 28 脈絡膜母斑の悪性黒色腫（メラノーマ）転化

a：大小さまざまなドルーゼンを伴った，隆起の全くない広範囲に及ぶ色素性病変．健診で偶然発見され，紹介となった．^{123}I-IMP SPECT でも異常はみられず，巨大な脈絡膜母斑として定期的に経過観察を行っていくことにした（☞69頁，症例17）．以後，6か月ごとに経過観察を続けていたが，5年間は全く変化なく経過した．

b：初診から5年8か月後．色素性病変全体の丈が増し，一部は硝子体腔側に突出（矢頭の部分）してきたことから，悪性黒色腫への転化が確認された．

c～f：FA 所見（悪性黒色腫への転化後）．造影早期（c, d）から中期（e）にかけて腫瘍に一致した部分は低蛍光を示し，さらに後期（f）になると組織染による不規則な過蛍光が観察される．

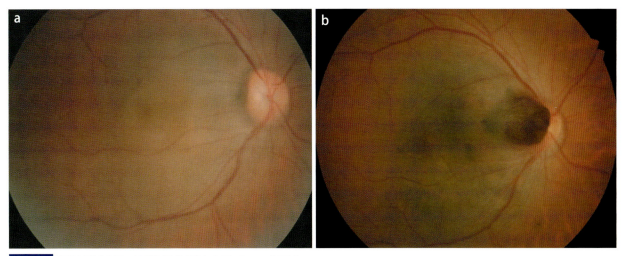

症例29 脈絡膜母斑の悪性黒色腫（メラノーマ）転化

a：視神経乳頭に隣接するハイリスクの母斑であったため，定期検査が続けられた．
b：初診から4年5か月後．初診時の色素性脈絡膜病変の拡大および色素の増強に加え，視神経乳頭近くに悪性黒色腫を疑わせる新たな色素性腫瘤が出現した．

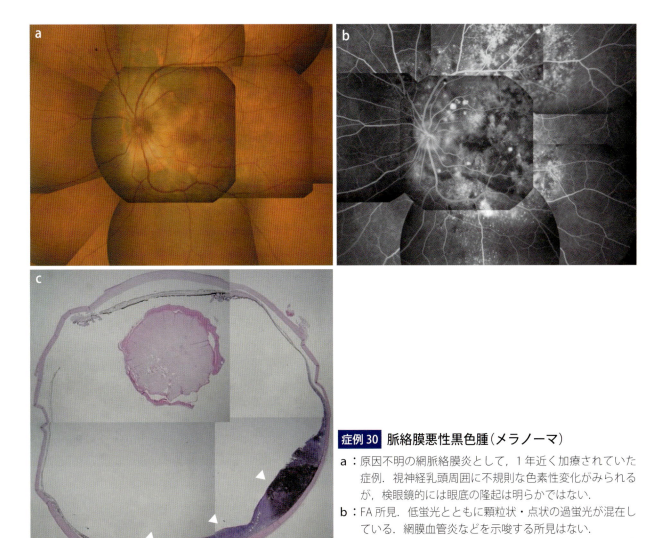

症例30 脈絡膜悪性黒色腫（メラノーマ）

a：原因不明の網脈絡膜炎として，1年近く加療されていた症例．視神経乳頭周囲に不規則な色素性変化がみられるが，検眼鏡的には眼底の隆起は明らかではない．
b：FA所見．低蛍光とともに顆粒状・点状の過蛍光が混在している．網膜血管炎などを示唆する所見はない．
c：摘出眼球の病理組織所見．眼底の広範囲に丈の低い病変（矢頭）が広がる，いわゆるびまん性悪性黒色腫であった．

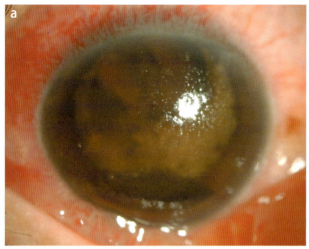
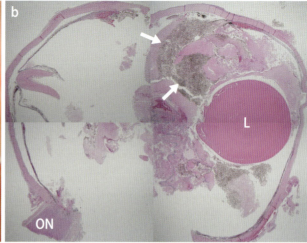
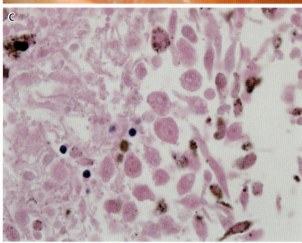

症例31 脈絡膜悪性黒色腫（メラノーマ）

a：前医で脈絡膜腫瘍の可能性を指摘されるも，自己判断で通院中止．その後，眼内を腫瘍が埋め尽くし，眼圧上昇と激しい眼痛を生じたため，紹介受診となった．前房内には出血や線維素のほか，壊死を思わせる組織などが充満し，眼内は全く透見できない状態であった．眼圧は60 mmHgであった．

b：摘出眼球の病理組織所見．眼内の多くは壊死組織で占められているが，一部にメラニン色素を含んだ細胞の集塊がみられる（矢印）（L：水晶体，ON：視神経）．

c：摘出眼球の病理組織所見（強拡大）．腫瘍細胞は壊死に陥っているが，かろうじて紡錘形もしくは類上皮細胞様の細胞としての形態を確認することができる．

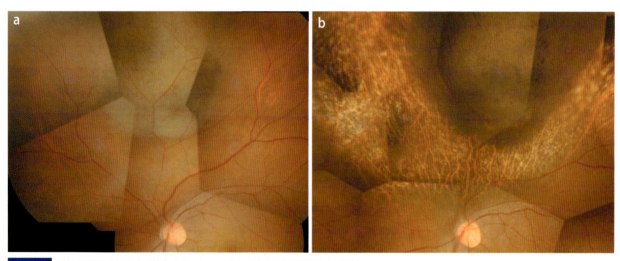

症例32 脈絡膜悪性黒色腫（メラノーマ）に対する眼球温存療法

a：眼底上方の中等度の大きさの隆起性病変．丈の高さは4 mm．
b：^{106}Ruを用いた小線源療法の2年後．腫瘍のサイズに変化はない．腫瘍の周囲には小線源療法による網脈絡膜の萎縮瘢痕化がみられる〔国立がん研究センター中央病院における治療施行例〕．

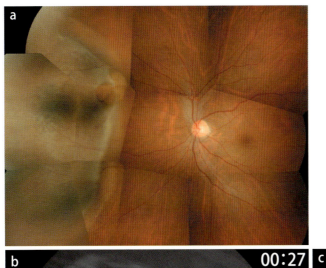
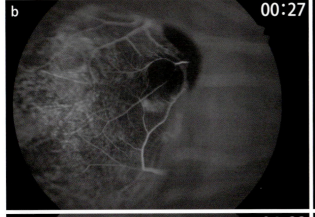
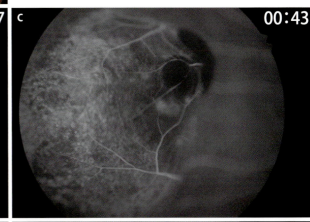
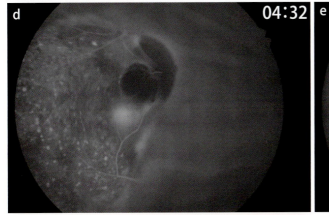
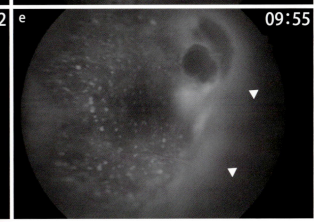
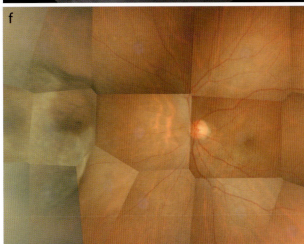

症例33 脈絡膜悪性黒色腫（メラノーマ）に対する眼球温存療法

a：眼底鼻側周辺部に広がる隆起性病変．腫瘍の頂点に色素の強い部分がみられる．

b〜e：腫瘍の先端部分のFA所見．造影早期（b, c）から顆粒状の過蛍光を呈し，中期から後期にかけて（d）局所的に蛍光漏出が拡大している．さらに後期には腫瘍から硝子体腔に向かって，太陽のコロナを思わせる蛍光漏出がみられる（e, 矢頭）．

f：重粒子線治療の2年半後．色素性変化がわずかに増大しているが，腫瘍の大きさに変化はない．腫瘍が鼻側周辺部に存在していたことも幸いし，矯正視力は1.2を維持している．

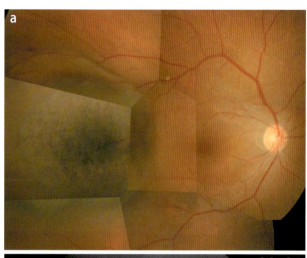
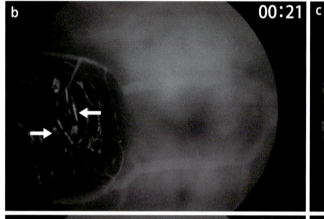
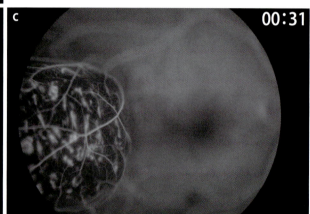
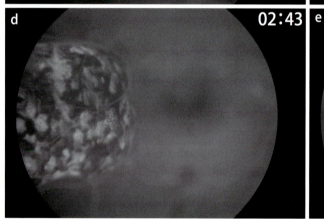
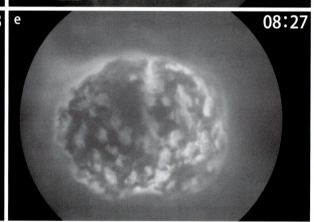
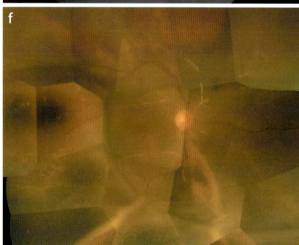

症例34 脈絡膜悪性黒色腫（メラノーマ）に対する眼球温存療法

a：眼底耳側の色素性隆起性病変．
b〜e：FA所見．造影早期から網膜血管とともに腫瘍内の血管（b, 矢印）が造影されている（c）．後期には組織染による斑状の過蛍光がみられ（d），その後は腫瘍から硝子体腔に向かって蛍光色素の漏出が確認される（e）．
f：重粒子線治療の3か月後．腫瘍を含む広範囲に滲出性網膜剝離を生じている．重粒子線治療後にしばしばみられる一過性の現象であり，その後は消退していくことが多い．網膜血管の白線化も生じている．

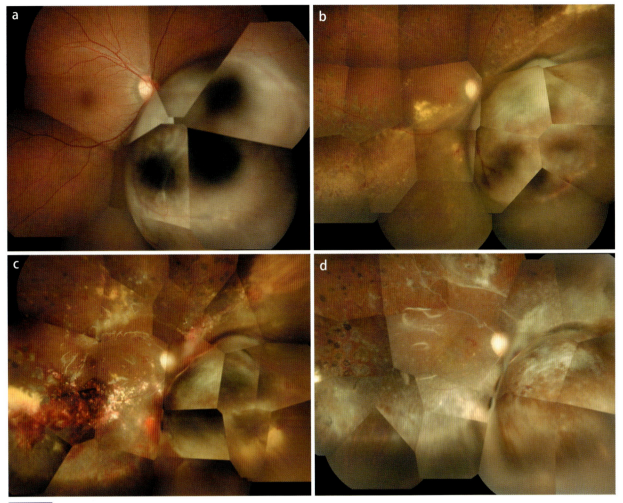

症例35 脈絡膜悪性黒色腫（メラノーマ）に対する眼球温存療法

a：視神経乳頭の下鼻側に生じた，境界明瞭で丈の高い腫瘤．
b：重粒子線治療施術後．汎網膜光凝固にもかかわらず，放射線網膜症による硝子体出血を繰り返し，その後，網膜剥離を生じた．
c：硝子体切除術＋シリコーンオイル充填術後．
d：シリコーンオイル抜去後に再度，網膜剥離を生じたため，再手術を要した．腫瘍のサイズに変化はないが，視神経萎縮のため光覚は失われている．

> **ひとり言**
>
> ### 脈絡膜悪性黒色腫の生命予後
>
> 　さまざまな理由により診断が遅れてしまい，著しく進行した状態の脈絡膜悪性黒色腫を経験することがある．あるいは診断はついたものの，あらゆる治療を拒否され，結果として自然経過を見届けるハメになる場合がある．進行例では腫瘍が眼内に充満し，強膜を貫いて眼外（眼窩内や結膜下）に増殖することがあるが，興味深いのはそのようなケースが必ずしも生命予後不良とは限らない点である．反対に比較的早期に診断・治療が行われたにもかかわらず，肝転移をきたして不幸な転帰を辿ることがある．
> 　本症の生命予後は染色体，あるいは遺伝子レベルでかなり規定されていることが明らかにされて久しい．もしそうであるならば遺伝子をコントロールすることによって運命を変えてしまう方法があってもよさそうであるが，現状ではそのような都合のよい治療法はまだ存在しない．予後不良であることが判明したとしても，せいぜい診察や検査の間隔を短くするのが精一杯で，根本的な解決策がないのは何とも歯がゆい限りである．

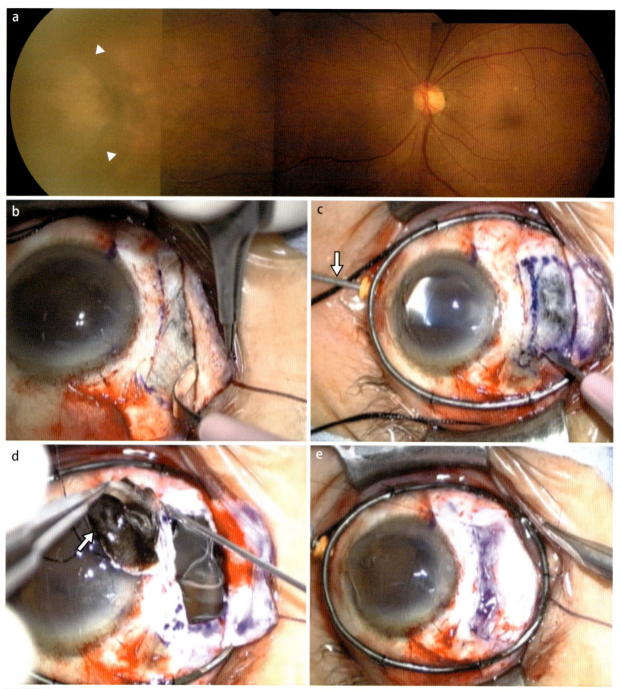

症例36　脈絡膜悪性黒色腫（メラノーマ）に対する眼球温存療法

a：左眼の鼻側周辺部に生じた比較的小さな腫瘤（矢頭）．

b〜e：経強膜的局所切除術．

　b：内直筋を一時的に外し，腫瘍の周囲に強膜冷凍凝固を施行後，鼻側強膜を半層切開して強膜フラップを作製．

　c：フリリンガリングを装着後，内視鏡（矢印）を用いて眼内を観察しながら腫瘍を取り囲むように強膜床を全層切開．

　d：一定の安全閾を確保して，半層強膜とともに腫瘍を摘出（矢印）．最後に硝子体カッターによる処理を行っているところ．この後，直視下に網膜光凝固を施行．

　e：強膜を縫合．この後，通常の3ポートシステムで硝子体切除を行い，液-ガス置換を行って手術を終了．

(つづく)

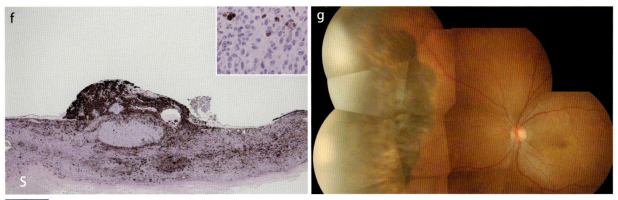

症例36（つづき）

f：強膜とともに局所切除された腫瘍の病理組織所見．紡錘B型主体の悪性黒色腫（右上）（S：半層切開された強膜）．
g：術後の眼底所見．眼底鼻側周辺部に露出した強膜の内側に，冷凍凝固や光凝固による瘢痕がみられる．網膜剥離を生じることなく7年以上経過しているが，腫瘍の再発・転移をきたすことはなく，視力も1.2を維持している．

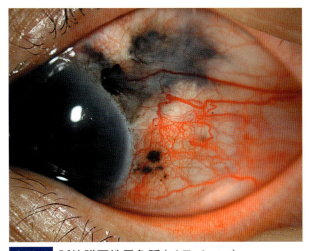

症例37 脈絡膜悪性黒色腫（メラノーマ）

- 眼底の上耳側周辺部の腫瘍が強膜を穿破し，結膜下に現れている
- 充血が著しい

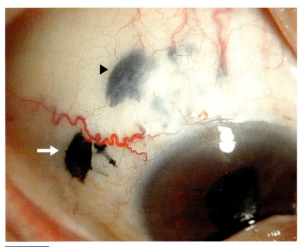

症例38 脈絡膜悪性黒色腫（メラノーマ）

- 眼底の上耳側周辺部の腫瘍が強膜内に浸潤し，一部は強膜内にとどまり（矢頭），一部は強膜を穿破して結膜下に達している（矢印）

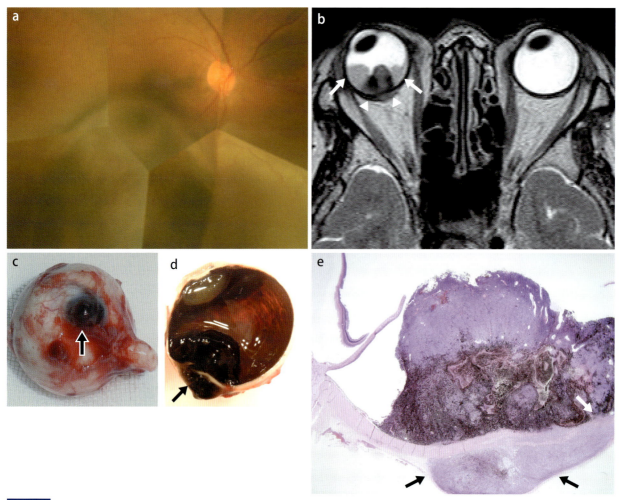

症例39 脈絡膜悪性黒色腫（メラノーマ）

a：眼底下方の大きな腫瘤．硝子体混濁を伴っている．
b：MRI所見（T2強調画像）．右眼の眼球後壁の，明らかに眼外と思われるスペースに眼内の腫瘍と同様，低信号を示す弧状の病変が描出されている（矢頭）．低信号を呈する眼内の腫瘍の両脇には滲出性網膜剝離が確認される（矢印）．
c, d：摘出眼球のマクロ所見．MRI所見を反映するように，眼球壁を穿破した腫瘍（矢印）がみられる．
e：摘出眼球の病理組織所見．強膜を穿破した部分（白矢印）と，強膜に沿うように眼外で増殖した腫瘍（黒矢印）．

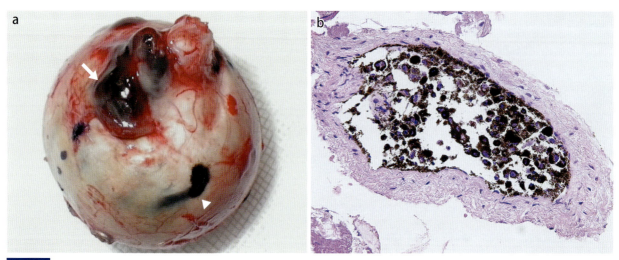

症例40 脈絡膜悪性黒色腫（メラノーマ）

a：摘出された眼球を後方から撮影．強膜を穿破した腫瘍（矢印）と，腫瘍の血管内浸潤により黒く変色し，拡張した渦静脈（矢頭）．
b：病理組織所見．渦静脈の内腔に，悪性黒色腫細胞が充満している．

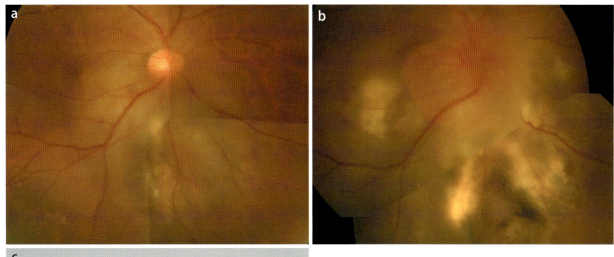

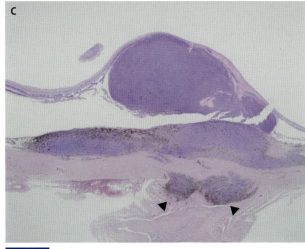

症例41 脈絡膜悪性黒色腫（メラノーマ）

a：眼底下方の，丈の低い淡い色素性病変．悪性黒色腫の可能性が高かったが，厳重に経過観察を行っていくことになった．

b：初診から23か月後．検眼鏡的な所見は長期にわたって変化がなかったが，2年近く経過した時点で，病変部下方の明らかな隆起と色素性変化の増強，さらに視神経乳頭の耳側に新たな隆起を生じたため，治療に踏み切った．

c：摘出眼球の病理組織所見．診断は悪性黒色腫で，腫瘍が強膜を穿破している所見（矢頭）もみられた．

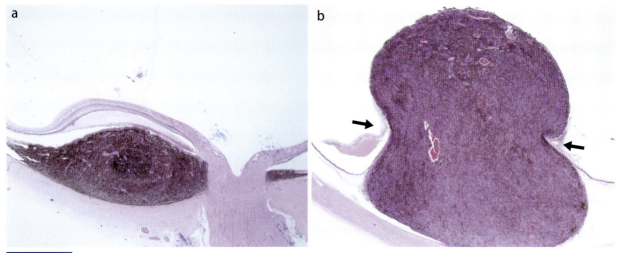

参考所見1 脈絡膜悪性黒色腫(メラノーマ)の病理組織像

a：Bruch膜の下に広がる，メラニン色素が豊富な丈のあまり高くない腫瘍．
b：Bruch膜を穿破し(矢印)，硝子体腔側に増殖した腫瘍．

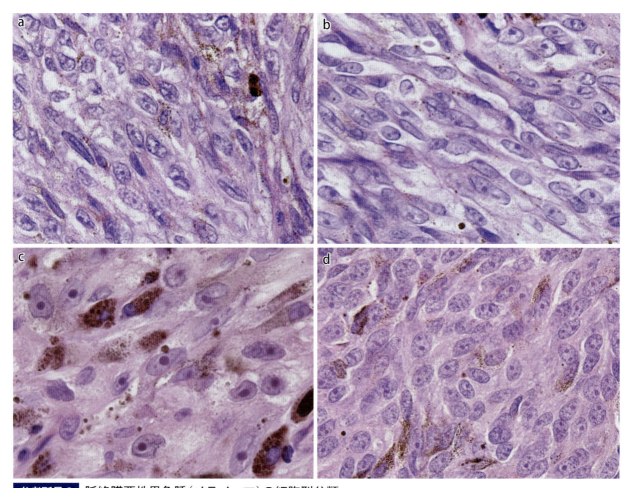

参考所見2 脈絡膜悪性黒色腫(メラノーマ)の細胞型分類

a：紡錘A型と紡錘B型
b：紡錘B型
c：類上皮細胞型
d：混合型

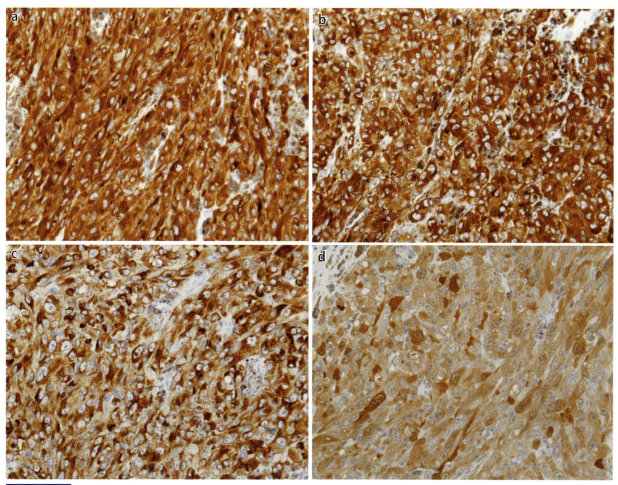

参考所見3 脈絡膜悪性黒色腫(メラノーマ)の免疫組織化学染色

a：Melan-A
b：MART 1
c：HMB-45
d：S-100 protein

いずれも悪性黒色腫で陽性となる．

鑑別疾患

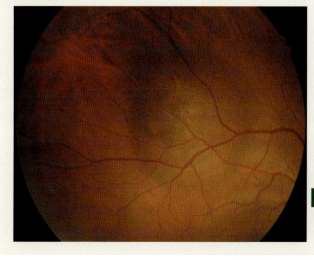

鑑別疾患1 脈絡膜母斑
- 腫瘍の丈(厚さ)は1.5 mmであるが，数年にわたり大きさや厚さに変化はない

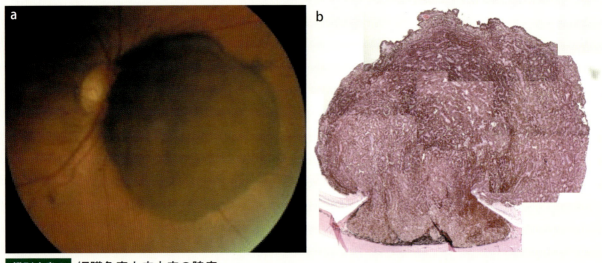

鑑別疾患 2 網膜色素上皮由来の腺癌

a：豊富なメラニン色素を有する類円形の腫瘍．周囲の網膜や硝子体中に色素の散布がみられる．
b：病理組織像．腺腔構造を有する，メラニン色素を含んだ腫瘍細胞が増殖している．

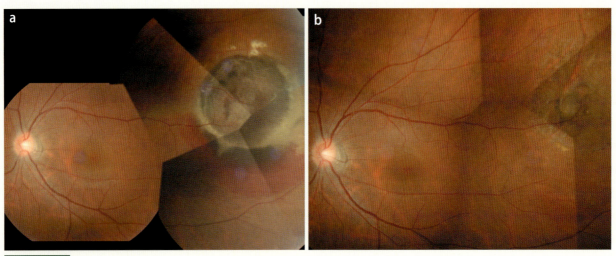

鑑別疾患 3 網膜下血腫

a：茶褐色を呈する球状の眼内隆起性病変．病変の周囲を取り巻く滲出性変化と，下方には出血もみられる．
b：初診から7か月後．網膜下出血の吸収とともに隆起は消失している．

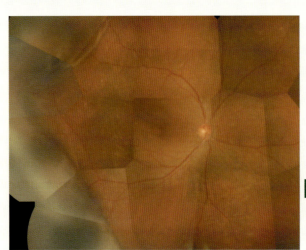

鑑別疾患 4 脈絡膜剝離

- 鋸状縁に沿って眼底周辺部に広がる隆起
- 観察される色調によっては脈絡膜剝離も腫瘍のようにみえることがある

脈絡膜腫瘍

転移性脈絡膜腫瘍
metastatic choroidal tumor

 臨床像

- 転移性脈絡膜腫瘍は，原疾患の違いや病期によってきわめて多彩な眼底所見を呈する．脈絡膜組織への転移が成立したごく初期には，隆起のない網膜下の淡い滲出病巣様の外観を呈するが，徐々に腫瘤として厚さが増していくことによって眼内の隆起性病変として認識されるようになる．自覚的には転移病巣に一致した視野障害のほか，黄斑への影響に応じて視力低下をきたすようになる．

- 原因疾患として頻度の高い肺癌や乳癌の転移例では，その色調は黄白色〜黄色調を示すことが多いが，転移巣の直上にある網膜色素上皮の変性や萎縮の影響によっても色調は変化する．病巣の境界は比較的明瞭な場合もあれば，不明瞭なこともある．なお，腎癌などの転移では腫瘤内の血管が豊富なため鮮やかな赤色調となる傾向があり，原発巣を推定するうえで参考になる．

- 片眼性のことが多いが，両眼に転移する例も決してまれではない．転移病巣は単発であることが多いが，同一眼内に複数の転移がみられることもある．一般に転移病巣の隆起（丈）はあまり高くならないことが多いが，悪性黒色腫(☞76頁)のように著しい隆起を呈する場合もあり，鑑別に苦慮することがある．どのような所見であっても経時的に病巣が拡大していくのが特徴であるが，その速度は原発巣の違いや原発巣に対する治療の影響などにも左右される．

- しばしば腫瘍の周囲に滲出性網膜剝離を生じ，短期間で胞状剝離に至ることがある．網膜剝離が進行すると脈絡膜の病変が隠蔽されてしまうため，検眼鏡的には病巣を全く観察できなくなってしまい，診断そのものが非常に困難となる．

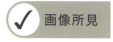 画像所見

- FA では造影早期から病変に一致して顆粒状・斑状の過蛍光を呈し，経時的に増強していく．病変部が過蛍光となる造影早期〜中期以降には，周囲を取り囲むように帯状の低蛍光領域がみられることが多い．

- OCT では腫瘍の存在部位に一致して波打つような網膜色素上皮の隆起が観察される．検眼鏡的に明確でなくても，OCT ではしばしば腫瘤の上に漿液性網膜剝離の存在が確認される．超音波断層検査（B モード）では病巣に一致して充実性の腫瘤が検出され，脈絡膜の広範囲にわたる肥厚所見が検出されることもある．著しい滲出性網膜剝離を伴っている場合には，超音波断層検査で剝離した網膜下の充実性腫瘤の存在を確認することが診断の一助となる．

- MRI から得られる情報は丈の低い段階ではごく限られており，診断的意義は少ない．転移病巣がある程度のサイズになると，一般に T1 強調画像ではやや高信号に，T2 強調画像では低信号を呈し，ガドリニウムによる造影で腫瘤がびまん性に造影される．

 治療

- 従来は，眼内に転移病巣が発見された時点で，原発病巣の如何にかかわらず生命予後としては厳しい状態にあることが常であった．したがって治療の目的は残された生存期間における視機能の維持に主眼が置かれ，全身状態にもよるが，滲出性網膜剝離による視力低下例には姑息的に放射線照射などを行い，網膜剝離の消退をはかることが多かった．原発巣の放射線感受性は高くなくても転移病巣に対しては奏効することがあり，一定の治療効果が期待できる症例が少なくない．

- 一方，近年はさまざまな分子標的薬や免疫チェックポイント阻害薬などの臨床応用により悪性腫瘍に対する治療成績が向上しつつあり，転移病巣に対してもこれらの治療薬の効果がみられる症例が増えつつある．したがって，転移性脈絡膜腫瘍の管理については以前にも増して原疾患を担当する診療科と綿密な連絡を取り，治療方針を決定していくことが求められるといえよう．

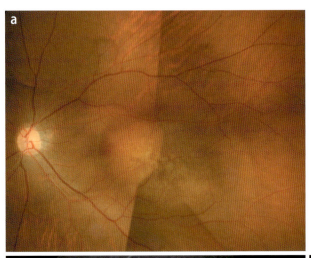

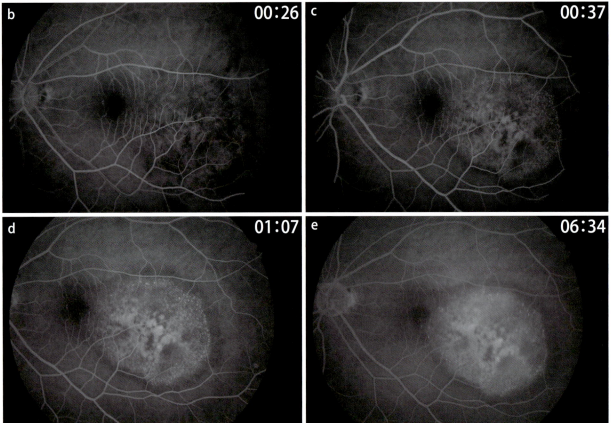

症例1 転移性脈絡膜腫瘍

a：肺腺癌の転移．黄斑を含む眼底後極部の境界がやや不明瞭な隆起性病変．視力低下を契機に眼科を受診したところ脈絡膜転移が疑われ，精査の結果，まもなく原発巣である肺癌が発見された．このように眼病変の出現を契機に原発巣である他臓器の悪性腫瘍が発見され，診断に至ることもある．特に肺癌で多い．

b～e：FA所見．転移病巣内の不規則な過蛍光が時間とともに拡大している．造影早期から病巣周囲に帯状の低蛍光の縁取りがみられる．

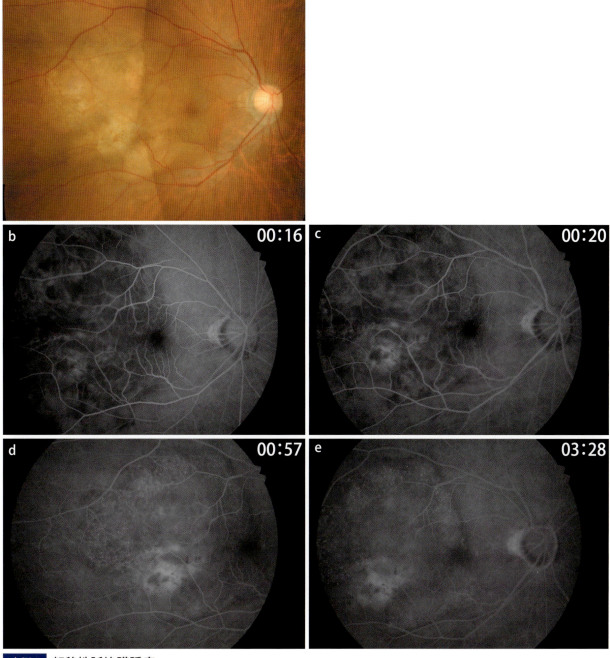

症例2 転移性脈絡膜腫瘍

a：肺腺癌の転移．隆起の少ない眼底後極部の境界不明瞭な病変．網膜（色素上皮）の萎縮・変性を伴っている．
b〜e：FA所見．造影早期から病巣に一致して，不規則で淡い過蛍光と低蛍光が混在してみられる（b, c）．中期から後期にかけて，病巣周囲を縁取るような帯状の低蛍光領域がみられる（d, e）．

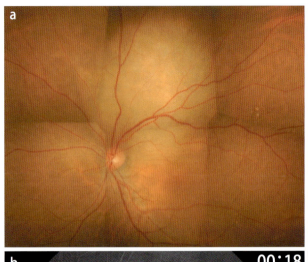
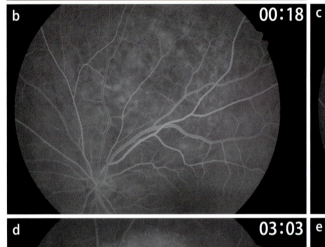
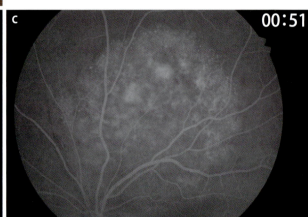
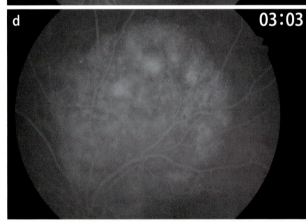
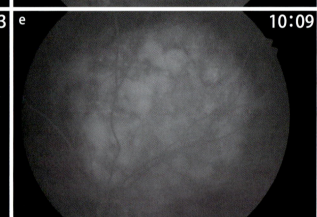
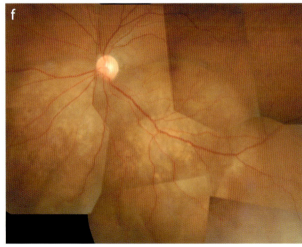

> [!NOTE]
> **症例3** 転移性脈絡膜腫瘍
>
> a：原発巣不明の症例．明らかな既往歴はなかったが，CEAやCA15-3など，各種血清腫瘍マーカーの上昇が確認された時点で来院が途絶えたため，原発巣は不明のままとなった．
>
> b〜e：FA所見．病巣に一致して顆粒状・斑状の過蛍光が時間経過とともに増強している．
>
> f：僚眼である左眼の眼底所見．視神経乳頭から下方に広がる広範な隆起性病変．下方には滲出性網膜剥離がみられる．両眼への転移例である．

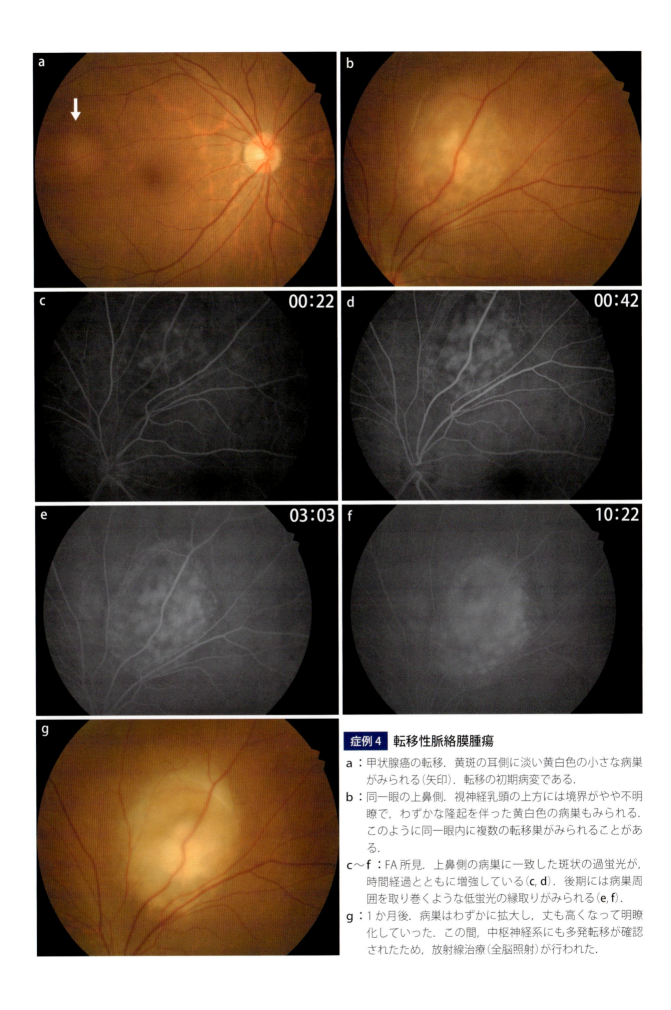

症例4　転移性脈絡膜腫瘍

a：甲状腺癌の転移．黄斑の耳側に淡い黄白色の小さな病巣がみられる（矢印）．転移の初期病変である．

b：同一眼の上鼻側．視神経乳頭の上方には境界がやや不明瞭で，わずかな隆起を伴った黄白色の病巣もみられる．このように同一眼内に複数の転移巣がみられることがある．

c〜f：FA所見．上鼻側の病巣に一致した斑状の過蛍光が，時間経過とともに増強している（c, d）．後期には病巣周囲を取り巻くような低蛍光の縁取りがみられる（e, f）．

g：1か月後．病巣はわずかに拡大し，丈も高くなって明瞭化していった．この間，中枢神経系にも多発転移が確認されたため，放射線治療（全脳照射）が行われた．

転移性脈絡膜腫瘍　109

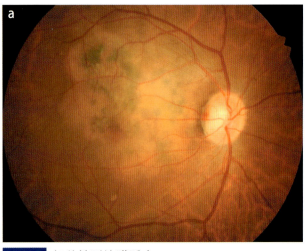
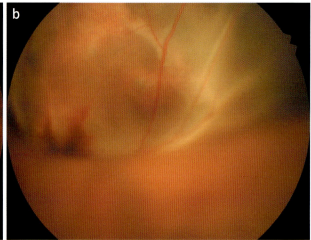

症例5 転移性脈絡膜腫瘍

a：肺小細胞癌の転移．黄白色の境界不明瞭な病巣の中に不規則な色素沈着がみられる．
b：僚眼である左眼の眼内には出血を伴った網膜剥離がみられ，剥離した網膜の内部に充実性の腫瘍がみられる．両眼への転移例である．

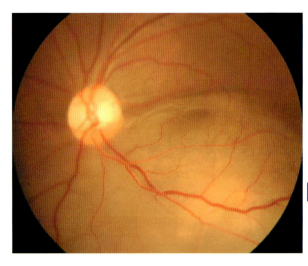

症例6 転移性脈絡膜腫瘍

- 肺腺癌の転移
- 黄斑を含む眼底後極部から下方にかけて，眼底がドーム状に隆起している

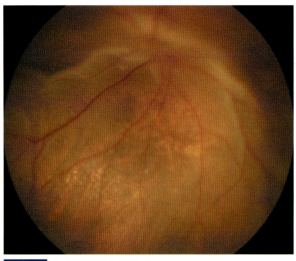

症例7 転移性脈絡膜腫瘍

- 肺腺癌の転移
- 視神経乳頭から眼底下方にかけて丈の高い隆起性病変がみられ，その外観から悪性黒色腫との鑑別を要した症例

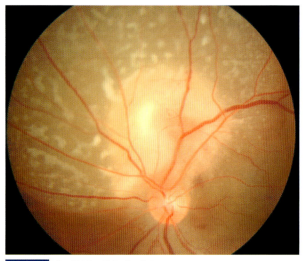

症例8 転移性脈絡膜腫瘍

- 肺腺癌の転移
- 視神経乳頭から上方に隆起性病変がみられる
- 剥離した網膜の後面に白色の斑状～帯状の沈着物がみられる

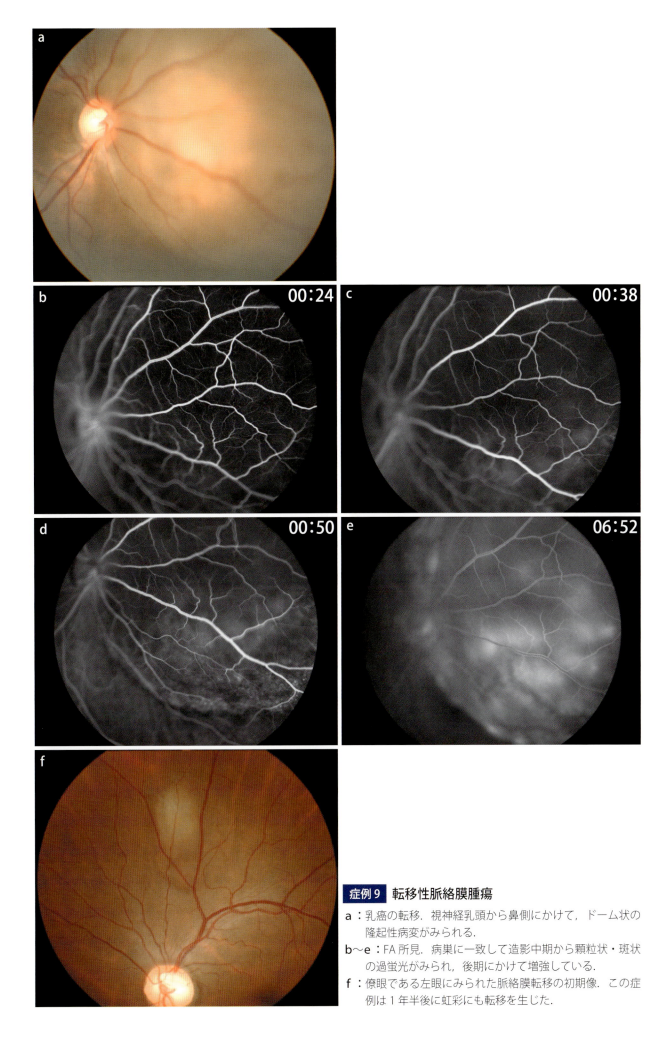

症例9 転移性脈絡膜腫瘍

a：乳癌の転移．視神経乳頭から鼻側にかけて，ドーム状の隆起性病変がみられる．
b〜e：FA所見．病巣に一致して造影中期から顆粒状・斑状の過蛍光がみられ，後期にかけて増強している．
f：僚眼である左眼にみられた脈絡膜転移の初期像．この症例は1年半後に虹彩にも転移を生じた．

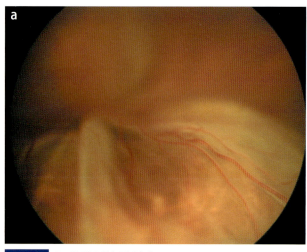
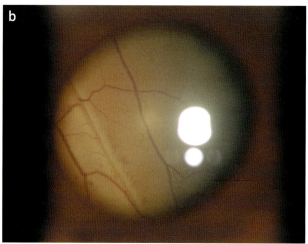

症例10 転移性脈絡膜腫瘍

a：肺癌（神経内分泌腫瘍）の転移．滲出性網膜剥離を伴った丈の高い隆起性病変．
b：1か月後の細隙灯顕微鏡所見．急速に滲出性網膜剥離が進行し，水晶体後面に接するように網膜血管が観察される．転移性脈絡膜腫瘍ではしばしばこのような高度な網膜剥離を伴うことがある．

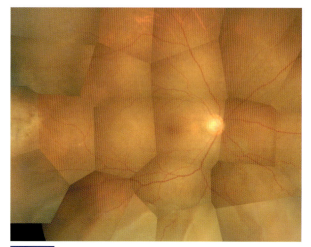

症例11 転移性脈絡膜腫瘍

- 乳癌の転移
- 眼底耳側周辺部に充実性の腫瘤がみられる
- 下方の網膜は広範に剥離している

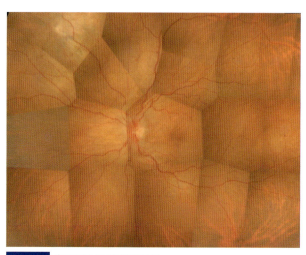

症例12 転移性脈絡膜腫瘍

- 乳癌の転移
- 主病巣は上鼻側にみられるが，丈の低い脈絡膜病変が眼底の広範囲にわたってみられた症例
- 視神経乳頭の浮腫と網膜静脈の拡張・蛇行も観察される

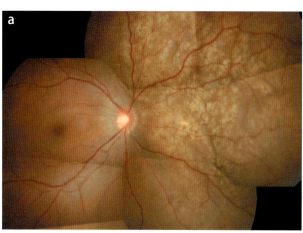
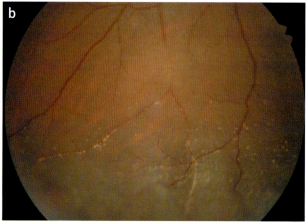

症例13 転移性脈絡膜腫瘍

a：乳癌の転移．乳頭の上鼻側に隆起のあまりない，広範囲にわたる色素沈着を伴った病変がみられる．
b：同一眼の眼底下方所見．下方の網膜動静脈に沿って，顆粒状の白色沈着物が観察される．

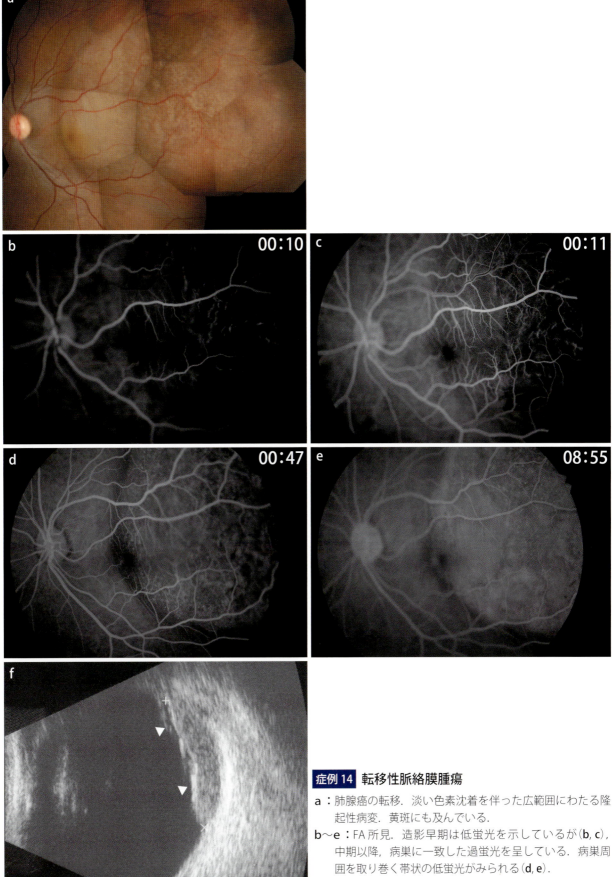

症例 14 転移性脈絡膜腫瘍

a：肺腺癌の転移．淡い色素沈着を伴った広範囲にわたる隆起性病変．黄斑にも及んでいる．

b〜e：FA所見．造影早期は低蛍光を示しているが（b, c），中期以降，病巣に一致した過蛍光を呈している．病巣周囲を取り巻く帯状の低蛍光がみられる（d, e）．

f：超音波断層検査所見（Bモード）．眼底に充実性の隆起性病変が確認される（矢頭）．

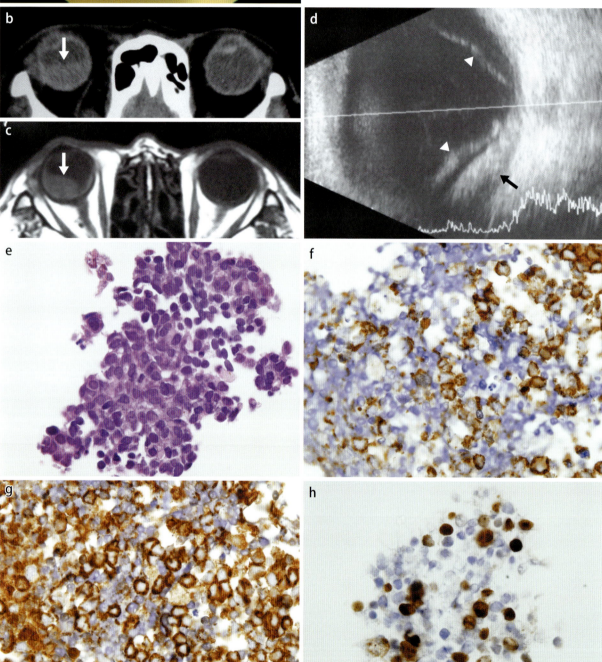

> **症例15** 転移性脈絡膜腫瘍
>
> a：肺腺癌の脈絡膜転移．広範囲にわたって高度な胞状網膜剥離を生じており，詳細な眼底所見の把握は困難であった症例．この段階では原発巣は発見できていなかった．
> b，c：X線CT（b）とMRI（c）所見．いずれも網膜剥離の存在は確認できるが（矢印），それ以外の情報はほとんどない．
> d：超音波断層検査所見（Bモード）．剥離した網膜（矢頭）の後方に，充実性の脈絡膜病変がみられる（矢印）．
> e〜h：生検標本の病理組織像．経強膜アプローチによる脈絡膜生検によって得られた組織．HE染色では異形性を有する細胞がシート状に増殖している（e）．免疫染色ではCK(AE1/AE3)（f）およびCK7（g）が陽性であることから，上皮性腫瘍であることが確認される．ki-67陽性細胞も多数みられる（h）．この生検後の全身精査で，肺の扁平上皮癌が発見された．

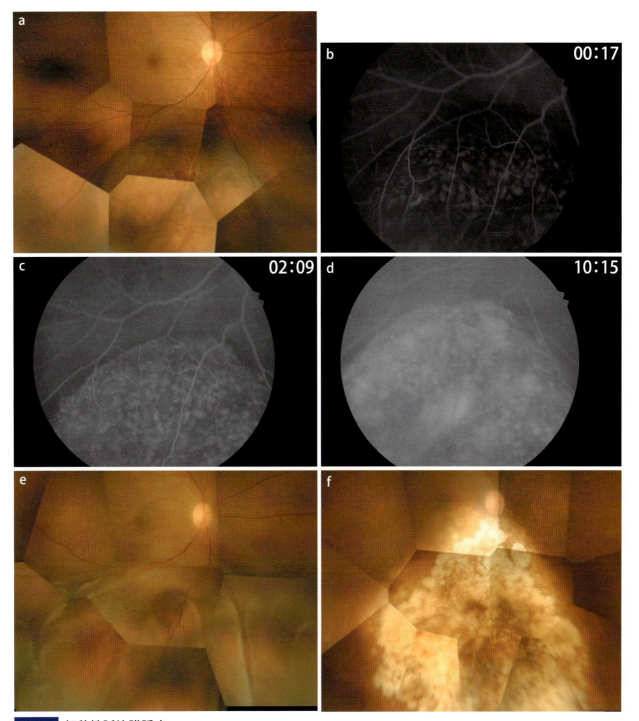

症例 16 転移性脈絡膜腫瘍

a：肺腺癌の転移．眼底下方にドーム状で茶褐色を呈する大きな隆起性病変がみられる．

b～d：FA 所見．造影早期から斑状の過蛍光がみられ，時間経過とともに密になっている（b）．後期には組織染により腫瘍全体が過蛍光を呈している（c）．周辺部には帯状の低蛍光領域がみられる．

e：放射線治療終了直後．脈絡膜の病巣を覆うように胞状の網膜剝離を生じている．放射線治療後にしばしばみられる一過性の反応である．

f：眼科初診から 3 年 5 か月後の眼底所見．放射線治療が奏効し，病巣は完全に瘢痕化している．放射線の影響と考えられる視神経萎縮のほか，白内障がやや進行したために写真が鮮明ではなくなっている．化学療法も奏効し，この時点まで全身状態はきわめて良好で長期生存が可能であった症例．

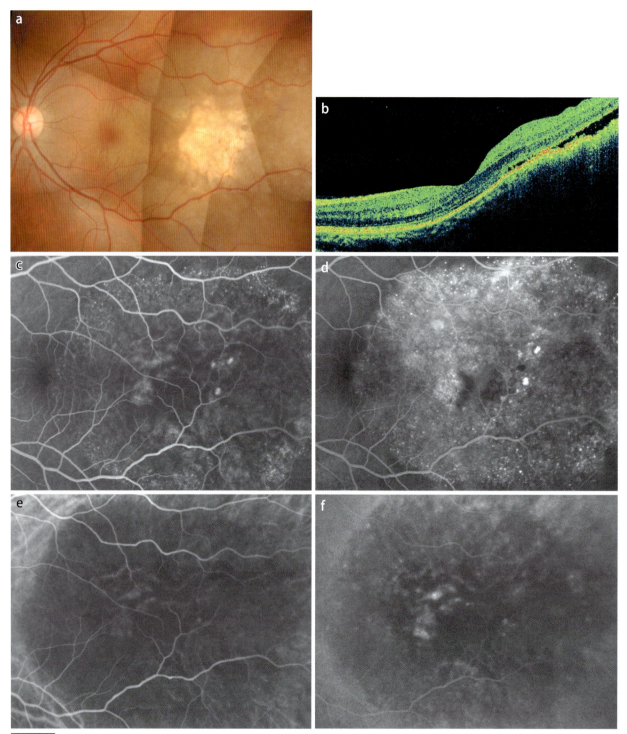

症例17 転移性脈絡膜腫瘍

a：肺腺癌の転移．左眼の黄斑〜耳側に広がる，隆起に乏しい広範な腫瘍．中央部分のみ，黄白色調を呈している．
b：OCT所見．黄斑から耳側にかけて網膜が隆起している．耳側の網膜色素上皮は不整となっており，その直上には漿液性網膜剥離を生じている．
c, d：FA所見．造影中期(c)には顆粒状・斑状の過蛍光が，後期(d)には組織染による過蛍光を呈している．
e, f：IA所見．造影中期から後期にかけて，病巣に一致した低蛍光の中にわずかに点状の過蛍光がみられる．

(つづく)

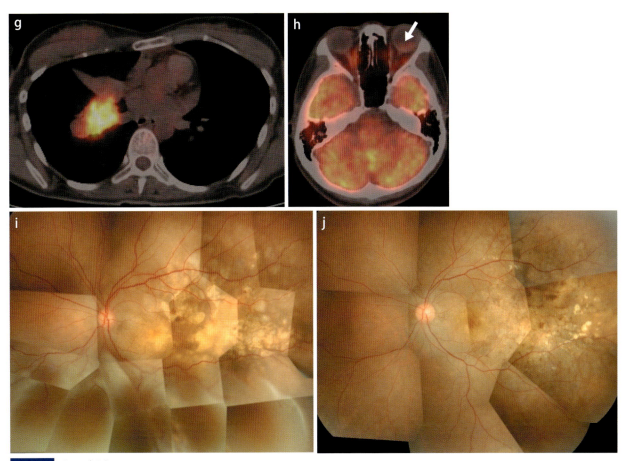

症例17 （つづき）

- g, h：PET/CT所見．右肺下葉および左眼の眼内後極から耳側にかけて，集積像がみられる（h, 矢印）．
- i：全身化学療法開始直後．骨転移なども認めたこと，経気管支肺生検で ALK：2p23 転座が確認されたことから，分子標的薬である ALK 阻害薬による治療が開始された．この時点では胞状網膜剥離を呈している．
- j：治療開始から6か月後．転移病巣は萎縮・瘢痕化し，平坦となっている．網膜剥離も消失し，一時はほとんど消失しかけた視機能も矯正視力0.5まで回復した．

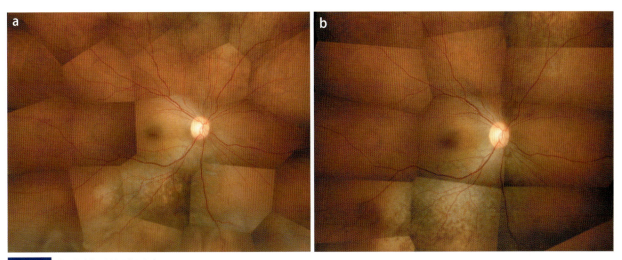

症例18 転移性脈絡膜腫瘍

- a：乳癌の転移．主病巣は視神経乳頭から下方にあり，周辺部には滲出性網膜剥離を生じている．
- b：放射線治療後．転移病巣は斑状の色素沈着を残して平坦化し，網膜剥離も消失している．

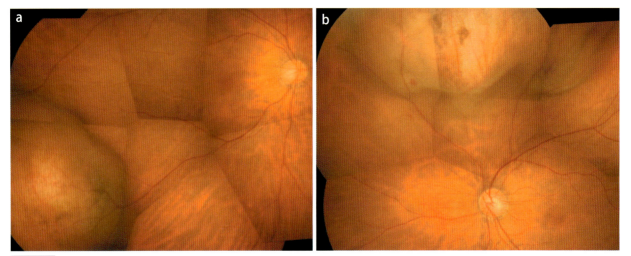

症例19 転移性脈絡膜腫瘍

a：消化管カルチノイドの転移（右眼）．悪性黒色腫との鑑別を要する．一般にカルチノイドは転移成立後も進行は緩徐である．
b：左眼の眼底所見．右眼と同様の病変が眼底上方にみられる．カルチノイドの両眼転移例である．

鑑別疾患

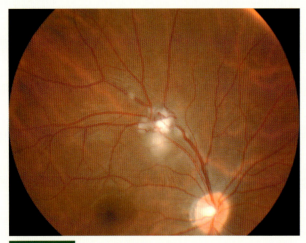

鑑別疾患1 サルコイドーシス
- 網脈絡膜に生じた肉芽腫

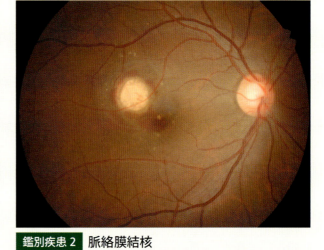

鑑別疾患2 脈絡膜結核
- 脈絡膜に生じた孤立性の結核腫

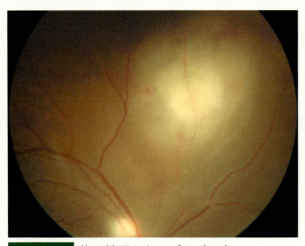

鑑別疾患3 後天性眼トキソプラズマ症
- 病巣付近には硝子体混濁を伴っている

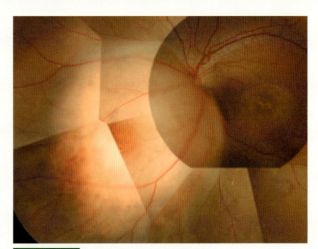

鑑別疾患4 脈絡膜神経鞘腫（疑い）
- 小児期から年余にわたって変化がみられない眼底所見

> **ひとり言**

忘れがたい転移性脈絡膜腫瘍

　最近でこそ長期生存例も経験されるようになってきた転移性脈絡膜腫瘍であるが，眼科で転移であると診断，あるいは治療を行ったとしても，結局は早晩，厳しい状況に向かっていくことが圧倒的に多いのが現実である．となると，眼科医にできることはごく限られ，空しい思いばかりが残りそうであるが，それなりに意味のあった思い出深い症例を紹介したい．

　症例は66歳の女性で，定年退職されるまで，毎年ご夫婦でがん検診を受けてきたという方である．左眼の網膜剝離の診断で紹介となったが，どこを探しても裂孔や円孔はなく，浅く広範囲に剝離した網膜下には丈の低い充実性の病変の存在がうかがえた（図a）．同様の網膜剝離は僚眼にもわずかながらみられた．

　第一印象は悪性腫瘍の脈絡膜転移であったが，直ちに行った全身の画像診断検査や各種血清腫瘍マーカーの検索では全く異常は検出されず，何よりもご本人としては毎年の検診を通じて，特にがんに対しては注意を払ってきた経緯もあり，診断はおろか，検査を進めていくことにも難渋した．

　そうこうしているうちに左眼の網膜剝離は胞状となり，視機能も著しく低下してしまった（図b）．繰り返し行った全身検索では相変わらず異常はなく，一方で眼科的にはますます転移の可能性が高まったため，細胞診を行うべく経強膜的に網膜下液を採取した．このような診断アプローチは数例の経験があるが，その結果，予想どおり腺癌に矛盾しない細胞が得られた（図c）．

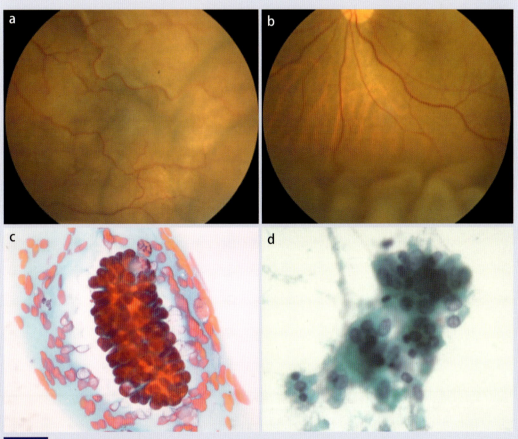

図　転移性脈絡膜腫瘍

a：初診時．浅く広範囲に剝離した網膜下に，丈の低い充実性の病変がみられる．
b：左眼の網膜剝離は胞状となり，視機能が著しく減少した．
c：経強膜的に採取した網膜下液の細胞診．
d：経気管支肺生検によって証明された腺癌．

（つづく）

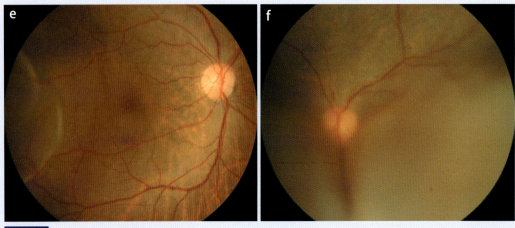

図　転移性脈絡膜腫瘍(つづき)

e, f：初診から1か月半後．右眼の網膜剥離も進行し，視力は0.6まで低下した(e)．左眼は全剥離の状態となった(f)．

　患者さんを説得して改めて全身検索を行ったところ，3度目の胸部X線CTでようやく肺門部に腫瘍らしき病変が発見された．引き続き行われた経気管支肺生検などで肺腺癌の確定診断に至り(図d)，眼病変もやはり転移であることが証明され，失われつつあった信頼関係を取り戻すことができた．

　しかし，眼科初診からすでに1か月半が経過していたため，転移による右眼の剥離も進行して視力は0.6まで低下しており(図e)，左眼の網膜は全剥離となっていた(図f)．

　診断はついたが，それから先によいことが何ひとつないのが脈絡膜転移である．しかし，呼吸器科で，当時はまだ世の中に登場して間もなかった分子標的薬ゲフィチニブ(イレッサ®)による治療が行われることになった．幸いこの患者さんは*EGFR*遺伝子変異が陽性であったようで(当時はまだそのような検査も行われていなかったが)，原発巣は拡大することなく推移し，両眼に行った放射線治療も奏効して網膜剥離は消失した．最終的に左眼の視機能は著しく低下したが，右眼は1.2を維持することができた．

　結局，この患者さんは眼科初診から2年半後に永眠されたが，脈絡膜転移発覚後の生存期間としては自験例の中で当時の最長記録となった．忘れがたいのは，その間に自身のお嬢さんの結婚式への出席が叶い，右眼でウエディングドレスを見ることができたことを，ことのほか喜んでおられたことである．お孫さんの姿を見るには2か月ほど足りなかったが，ご主人からは最後まで感謝の言葉をいただいた．

　その後，同様のケースは何度となく経験しているが，眼科医としての役割がそれなりにあることを認識させられた経験の1つである．

網膜腫瘍

網膜血管腫

後天性網膜血管腫（血管増殖性網膜腫瘍）
acquired retinal hemangioma (vasoproliferative tumor of ocular fundus：VPTOF)

 臨床像

- 本症の臨床像はバリエーションに富んでいるが，典型例では眼底周辺部に白桃色〜赤桃色で結節性の小隆起性病変を形成する．下耳側〜耳側に生じることが多い．腫瘍に対しては流入動脈と流出静脈が存在し，それぞれわずかに拡張していることもあるが，明らかな拡張・蛇行はみられない点が von Hippel-Lindau 病に伴う網膜血管芽腫（☞130頁）と異なる．
- 腫瘍からは周辺網膜，あるいは硝子体腔に出血をきたし，特に腫瘍周囲の硝子体腔には陳旧性の出血がわずかな混濁として残存していることが多い．腫瘍の後極側には網膜下に滲出性変化を生じることがある．大きな腫瘍に伴う滲出性変化は腫瘍の周囲にとどまらず，眼底の広範囲に及ぶことがあり，黄斑に及んだ場合には著しい視力低下や不可逆的な視機能障害に至る可能性がある．一方，小さな腫瘍性病変の場合，自然退縮することもある．
- 黄斑上膜は本症にしばしばみられる合併症で，本症の発見動機，診断の契機となることが少なくない．
- ちなみに，血管増殖性網膜腫瘍（VPTOF）とは Shields らの提唱に基づく病名である．彼らによれば原発性の VPTOF とは別に，中間部ぶどう膜炎や眼トキソカラ症，網膜色素変性などに伴って生じる続発性の VPTOF が存在するという．さらには Coats 病や家族性滲出性硝子体網膜症（familial exudative vitreoretinopathy：FEVR）に続発するタイプもあるとされ，実際，滲出性変化の著しい症例では Coats 病などとの鑑別が問題となる．しかし，例えば Coats 病では網膜毛細血管の拡張や毛細血管瘤などがみられ，FA 所見も異なることから，鑑別は可能なことが多い．本症が成人発症例や女性にもみられる点も，Coats 病と異なる．

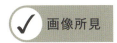 画像所見

- FA では造影早期から腫瘍に位置した過蛍光がみられ，経時的に増強する．出血などを伴っている場合は，その部分がブロッキングにより低蛍光となる．後期には腫瘍表面から硝子体腔に向かって色素の漏出がみられる．色素の旺盛な漏出は疾患の活動性が高いことを示している．

 治療

- 無症状で，健診などで偶然発見された場合には特に治療の必要はなく，経過観察のみでよい．病変周囲の滲出性変化が強く，黄斑にまで及びそうな場合，あるいはすでに及んでいる場合には，腫瘍に対する光凝固や経強膜的冷凍凝固による治療の適応となる．病巣が眼底周辺部に生じることが多いため，実施は困難な場合もあり，保険の適用外であるが，PDT も行われることがある．
- 合併症としての硝子体出血や黄斑上膜は，程度によっては硝子体手術の適応となる．硝子体手術時に腫瘍そのものを剪刀あるいは硝子体カッターで切除する場合もあるが，ジアテルミーによる十分な止血操作が必要である．

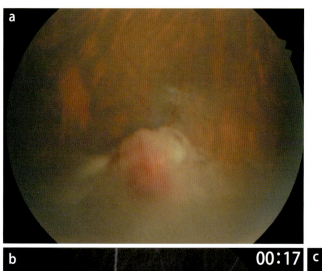
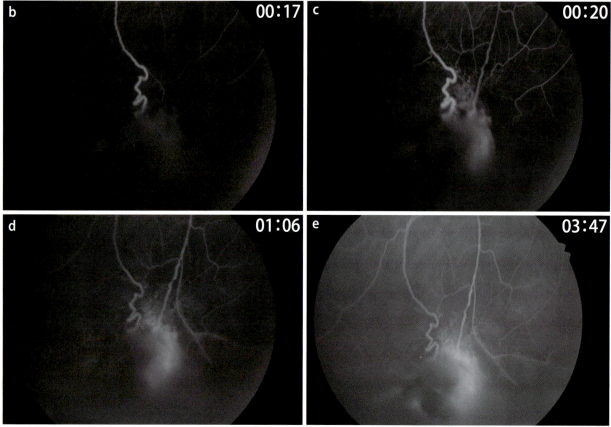
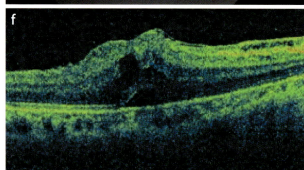

症例1 後天性網膜血管腫（血管増殖性網膜腫瘍）

a：眼底下方にみられる白桃色の結節状隆起性病変．表層には出血がみられ，腫瘍の周辺には陳旧性の硝子体出血による混濁が観察される．

b〜e：FA所見．造影早期には腫瘍近くの蛇行した栄養血管が描出されている（b, c）．その後は時間経過とともに腫瘍が組織染による過蛍光を呈している．一部は出血によるブロッキングで低蛍光となっている（d, e）．

f：OCT所見．黄斑浮腫とともに，黄斑上膜が観察される．

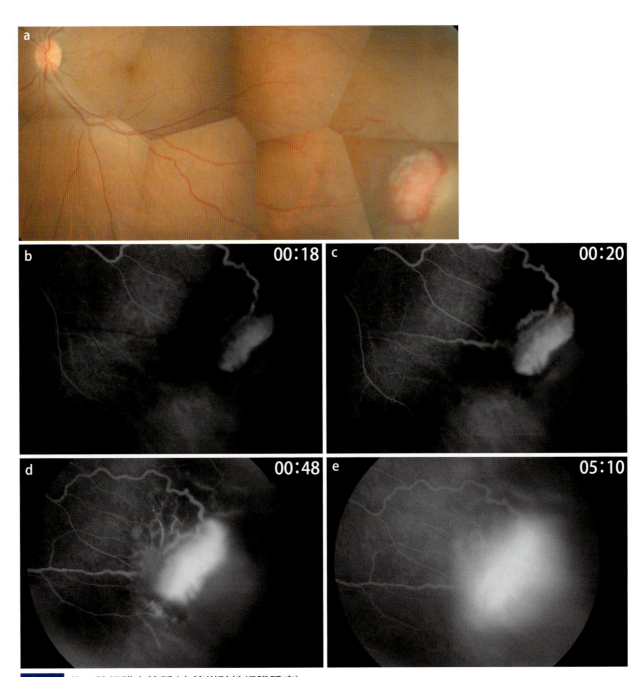

症例2　後天性網膜血管腫（血管増殖性網膜腫瘍）

a：眼底の下耳側周辺部に出血を伴った黄白色の結節性腫瘤が観察される．腫瘤に向かう血管にわずかな蛇行がみられるが，拡張はわずかである．

b～e：FA所見．造影早期から腫瘤に向かう網膜動脈と，腫瘤に一致した過蛍光がみられる（b, c）．徐々に腫瘤全体が組織染による過蛍光を示すとともに（d），晩期には腫瘤から蛍光色素の漏出がみられる（e）．

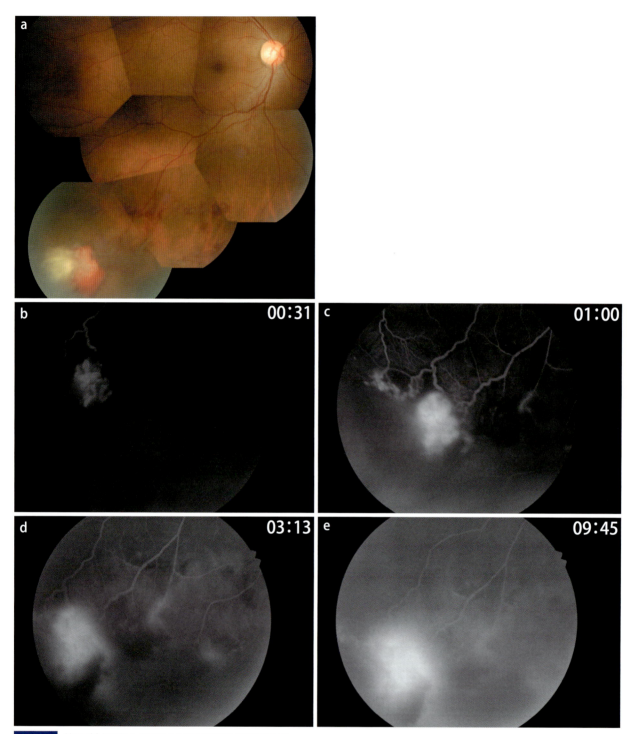

症例3 後天性網膜血管腫（血管増殖性網膜腫瘍）

a：眼底の下耳側周辺部にみられる出血を伴った腫瘤．周囲には黄白色に変化した陳旧性の硝子体出血がみられる．腫瘤から離れた後極部側にも出血を生じている．
b〜e：FA所見．腫瘤に一致した蛍光色素による組織染と（b, c），後期には色素の漏出がみられる（d, e）．

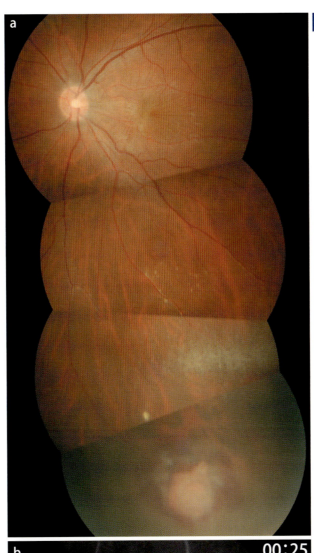

> **症例4** 後天性網膜血管腫（血管増殖性網膜腫瘍）
>
> a：眼底下方に白桃色の腫瘤があり，その周囲を取り囲むように帯状の出血がみられる．腫瘤から少し離れた後極部側には硬性白斑がみられる．
>
> b〜e：FA所見．造影早期には流入動脈とともに，腫瘤の一部が不規則に過蛍光を示している（b, c）．その後は腫瘤周囲の出血によるブロッキング（d）と，後期には蛍光色素の漏出がみられる（e）．

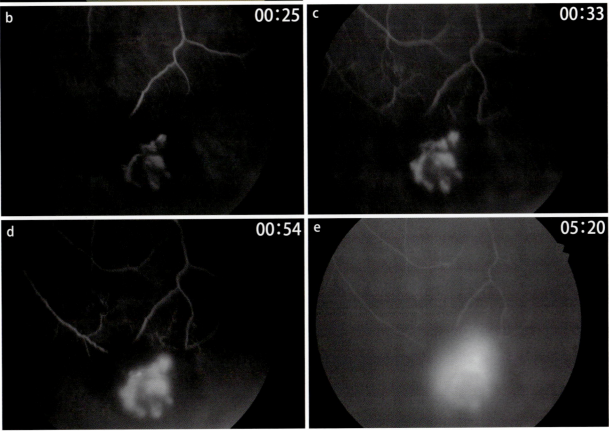

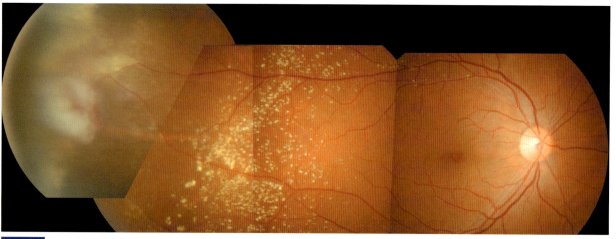

症例5 後天性網膜血管腫（血管増殖性網膜腫瘍）
- 眼底の耳側周辺部に硝子体出血がみられ，その中にかろうじて白色の腫瘤が観察される
- 腫瘤の後極部側には，顆粒状の硬性白斑が広範囲にわたってみられる

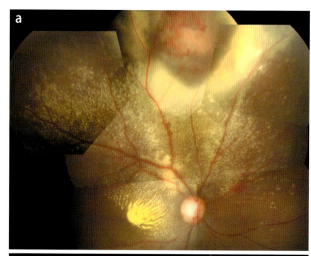

症例6 後天性網膜血管腫（血管増殖性網膜腫瘍）

a：眼底上方の出血を伴った赤橙色の腫瘤と，その周囲を取り巻くように濃厚な滲出性変化，さらに眼底の広範囲わたる硬性白斑が観察される．黄斑には星芒状白斑を生じている．
b〜e：FA所見．造影早期から腫瘤内に網目状の血管が描出されている（b, c）．後期には組織染による斑状の過蛍光と，周囲網膜血管からの漏出がみられる（e）．

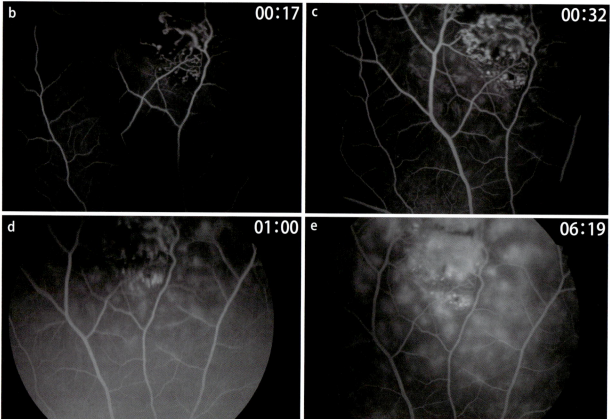

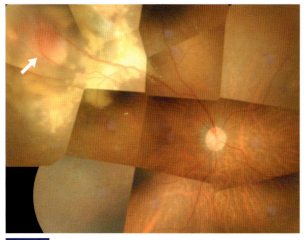

症例 7 後天性網膜血管腫（血管増殖性網膜腫瘍）
- 眼底上耳側周辺部にみられる赤桃色の腫瘤（矢印）と，その周囲の網膜下に広がる濃厚な滲出性変化

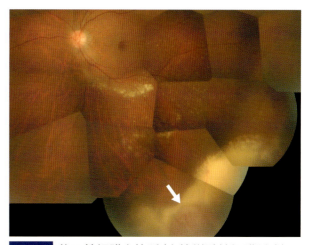

症例 8 後天性網膜血管腫（血管増殖性網膜腫瘍）
- 下耳側の眼底周辺部にみられる結節性腫瘤（矢印）と，その周囲に広がる濃厚な網膜下滲出性変化
- 後極部側には帯状の硬性白斑もみられる

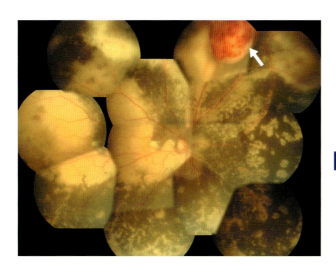

症例 9 後天性網膜血管腫（血管増殖性網膜腫瘍）
- 眼底の上耳側周辺部にみられる，出血を伴ったやや大きな腫瘤（矢印）
- 周囲の網膜下のみならず，眼底全体に濃厚な黄色滲出性変化をきたしている
- 疾患の発見と治療が遅れたケースである

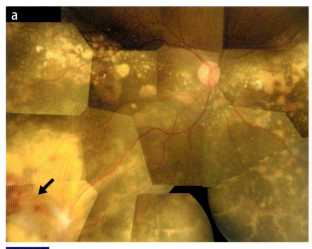
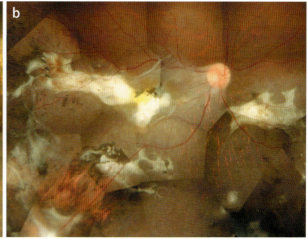

症例 10 後天性網膜血管腫（血管増殖性網膜腫瘍）

a：原因となる網膜血管腫（矢印）の同定が困難なほど，網膜下に濃厚な滲出性変化と剥離を生じている．眼底の広範囲に硬性白斑がみられる．
b：網膜光凝固および経強膜冷凍凝固施行 2 年後の眼底所見．治療による病変の活動性の低下とともに眼底の滲出性変化は消失していったが，著しい瘢痕化をきたしている．

網膜血管腫

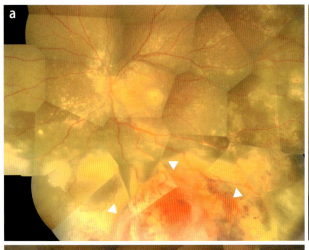
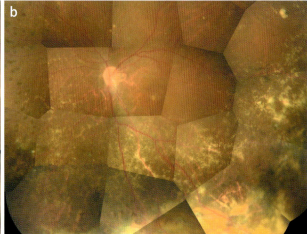
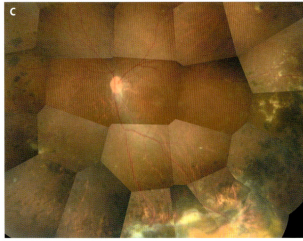

症例11 後天性網膜血管腫（血管増殖性網膜腫瘍）

a：眼底下方周辺部の，出血を伴った大きな腫瘤（矢頭）．網膜下には広範囲にわたって黄色の滲出性変化を生じており，腫瘤周囲の下方網膜は剝離している．
b：網膜光凝固および経強膜冷凍凝固施行14か月後の眼底所見．網膜下の滲出病巣は徐々に減少していった．
c：さらに6か月後（治療から20か月後）．網膜下の滲出性変化はほぼ消失し，血管腫も瘢痕化している．

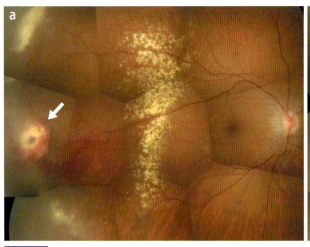
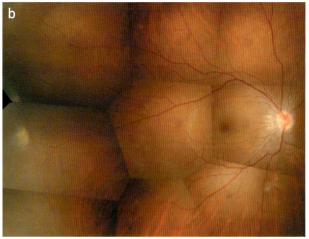

症例12 後天性網膜血管腫（血管増殖性網膜腫瘍）

a：眼底耳側周辺部の出血を伴った血管腫（矢印）．典型的な血管腫周囲の滲出性変化と後極部側の硬性白斑がみられる．
b：1年後の眼底所見．無治療のまま経過観察を続けたところ，血管腫は萎縮・縮小化し，周囲にみられた出血や滲出性病変，さらに硬性白斑は消失した．

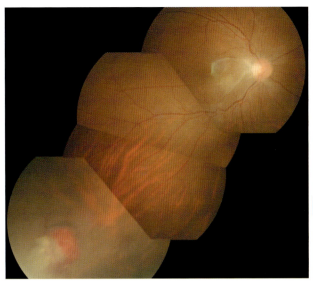

症例13 後天性網膜血管腫（血管増殖性網膜腫瘍）にみられた黄斑上膜
- 眼底下耳側周辺部の赤い腫瘤と陳旧性の硝子体出血がみられる
- 視神経乳頭から黄斑にかけて厚い黄斑上膜がみられる

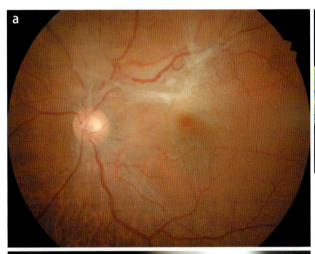
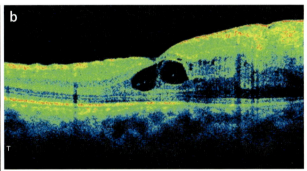
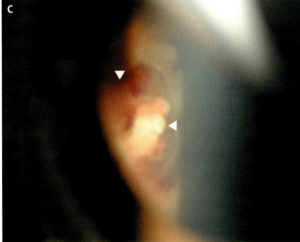

症例14 後天性網膜血管腫（血管増殖性網膜腫瘍）にみられた黄斑上膜

a：厚い黄斑上膜の形成により，網膜静脈の拡張と走行異常が生じている．
b：OCT所見．黄斑浮腫と網膜内層の肥厚所見がみられる．
c：ゴールドマン三面鏡所見．当初は特発性の黄斑状膜と診断されていたが，後日，眼底最周辺部に網膜血管腫が発見され（矢頭），血管腫に伴う続発性の黄斑上膜と診断された．

網膜血管腫

網膜血管芽腫（網膜毛細血管腫）
retinal hemangioblastoma（von Hippel-Lindau disease）

 臨床像
- 眼を含む中枢神経系と腹部臓器の多発血管腫を主徴とする症候群にみられる網膜血管腫である．von Hippel が網膜血管腫を，Lindau が小脳・網膜・多臓器の血管腫合併例を報告したことから，この病名となった．不完全な常染色体優性遺伝を示し，*VHL* 遺伝子が責任遺伝子である．
- 通常，眼底周辺部に，ときに後極部にみられる赤色～赤橙色の境界明瞭な結節性隆起性病変で，ある程度増大すると拡張・蛇行した流入動脈と流出静脈を伴ってくるのが特徴である．腫瘍の周囲には滲出性変化を生じ，硬性白斑や滲出性網膜剝離に進展することがある．黄斑浮腫を生じることもある．まれではあるが，腫瘍は自然退縮する．
- 黄斑上膜や血管腫の周囲に線維性組織の増殖をきたすことがあり，後者は牽引によって網膜裂孔の原因となりうる．

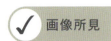 **画像所見**
- FA では造影早期から腫瘍内の血管が充盈されて過蛍光を示し，経時的に増強していく．疾患の活動性に応じて，後期には蛍光色素の硝子体腔への漏出がみられる．

 治療
- 何ら視機能障害がない場合は特に治療の必要はなく，経過観察のみでよい．周囲網膜への滲出性変化が旺盛な場合は，光凝固や経強膜的な冷凍凝固による治療が行われる．PDTも有用である（保険適用外）．
- 上記の治療による効果が限定的である場合には放射線療法が行われることがある．欧米では小線源療法の報告も多数みられる．
- 網膜滲出性変化や黄斑浮腫に対しては VEGF 阻害薬が有効なことがある．

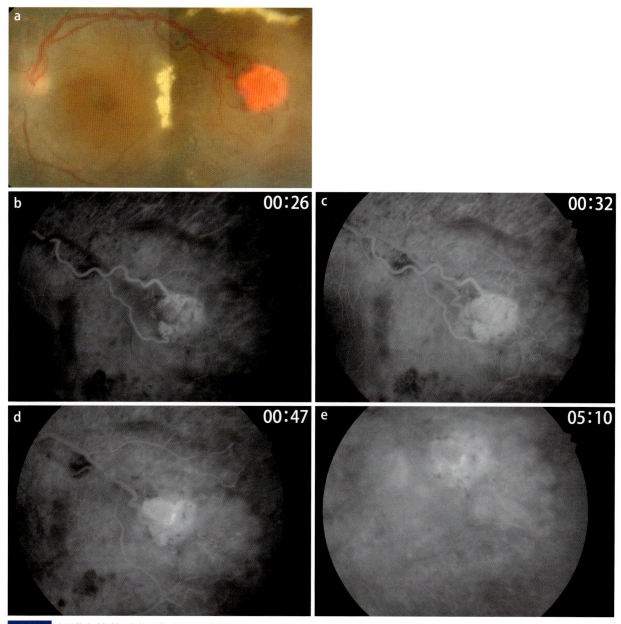

症例1　網膜血管芽腫（網膜毛細血管腫）

a：黄斑の耳側，比較的眼底の後極部近くに2乳頭径大の赤色腫瘤があり，周囲には滲出性変化がみられる．腫瘤に向かう網膜動脈と静脈の拡張と蛇行を伴っている．von Hippel-Lindau病である．

b〜e：FA所見．造影早期から腫瘤に向かう動脈と，腫瘤から流出する静脈が造影されている（b, c）．腫瘤は組織染により徐々に過蛍光となっている（d）．後期には周囲も不規則な過蛍光を呈している（e）．

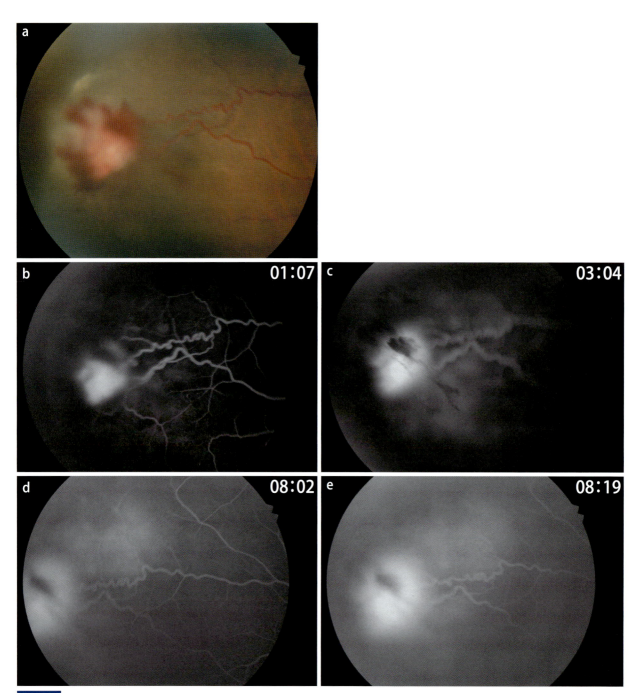

症例2 網膜血管芽腫(網膜毛細血管腫)

a:網膜血管の拡張と蛇行を伴った眼底周辺部の腫瘤.出血と滲出性変化がみられる.
b〜e:FA所見.腫瘤は組織染による過蛍光と,蛍光色素の漏出を生じている.

網膜海綿状血管腫
retinal cavernous hemangioma

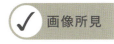

- 網膜海綿状血管腫は一般に小児や若年者にみられ，孤発例と遺伝性の場合がある．遺伝性の網膜海綿状血管腫では中枢神経系の血管異常を伴うことがあるとされる．
- 検眼鏡的には多数の粒状・瘤状の血管が集簇し，全体的に深紅色～やや青みがかった赤色を呈する．色調は随伴する網膜出血の有無や程度によってさまざまである．眼底周辺部のほか，後極部に生じることもある．
- ほかの網膜血管腫と異なり，周囲に滲出性変化や硬性白斑を生じることはないが，グリアの増殖による網膜への牽引が生じ，黄斑にも及ぶと視機能の低下を生じる可能性がある．

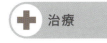

- 病巣部はFA造影早期には低蛍光を示すが，次第に血管腫内が過蛍光を示し，典型例では中後期になると血管腫の上方は造影剤の充盈による過蛍光を，下方は重力により血管腫内に貯留した血液によるブロッキングのため低蛍光を示す．

- 一般的には治療の適応はないが，重度の硝子体出血を生じた場合は硝子体手術が行われる．

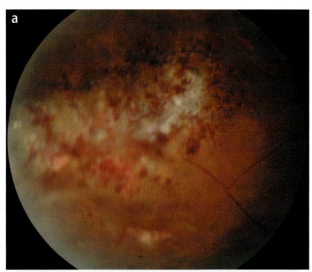

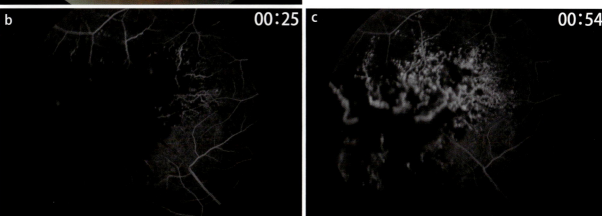

症例1　網膜海綿状血管腫
a：粒状に拡張した網膜血管が集簇している．随所に斑状の出血がみられる．白色のグリア様組織もみられる．
b，c：FA所見．造影早期には血管腫は低蛍光であるが（b），時間とともに粒状の過蛍光を生じている（c）．網膜出血の部分はブロックによる低蛍光となっている．

網膜腫瘍

網膜色素上皮過形成（肥大）
hyperplasia (hypertrophy) of retinal pigment epithelium

  臨床像
- 先天性の網膜色素上皮レベルの病変で，境界明瞭な類円形もしくは複雑な形状を呈する黒色〜黒褐色の色素性病変である．色調は症例によって差異があるが，隆起が全くないことや，典型例では黒色調が強い点（漆黒調）が脈絡膜母斑（☞63頁）や脈絡膜悪性黒色腫（☞76頁）と大きく異なる点である．脈絡膜母斑でしばしばみられるドルーゼンを伴うことはなく，脈絡膜悪性黒色腫にみられるオレンジ色素が存在しない点も異なる．一方，網膜色素上皮過形成では病変の内部に脱色素斑（lacuna）を伴うことがあり，病巣の周囲には全体を縁取るような色素性あるいは脱色素性の変化（halo）がみられることもある．
- 眼底のどこにでも発生する可能性があるが，周辺部にみられることが多い．長期的にみると，わずかに色素性病変の拡大がみられることがある．

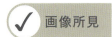 **画像所見**
- 超音波断層検査では，全く隆起を伴わない病変であることが確認される．MRIやX線CTでは何ら情報を得ることはできない．

  治療
- 治療の適応はない．悪性化，すなわち悪性黒色腫への転化の可能性はほとんどないと考えてよい．

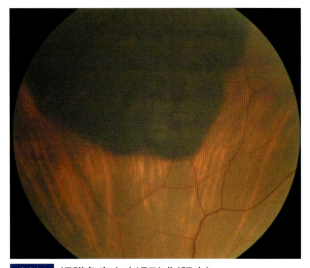

症例1 網膜色素上皮過形成（肥大）
- 眼底上方の周辺部にみられる，境界明瞭な黒色で均一な色素性病変
- 隆起は全くないことから悪性黒色腫との鑑別は容易である
- 独特の漆黒の色調に加え，検眼鏡的にも脈絡膜の病変でないことは明らかである

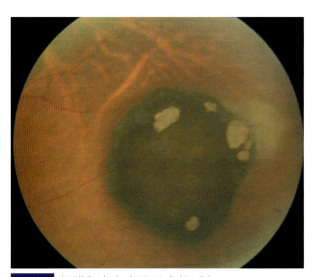

症例2 網膜色素上皮過形成（肥大）
- 眼底の耳側周辺部にみられる，境界明瞭な類円形の黒色色素斑
- 隆起はなく，色素性病変の中に網膜血管がかろうじて観察できる
- 病変の中に複数の脱色素斑（lacuna）がみられる

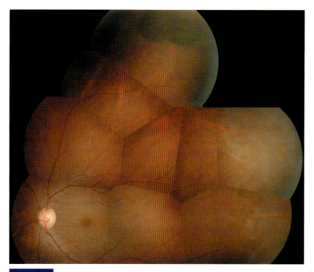

症例3 網膜色素上皮過形成（肥大）
- 眼底上方の境界明瞭な黒色の色素性病変

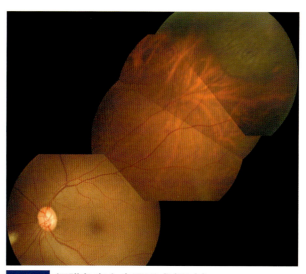

症例4 網膜色素上皮過形成（肥大）
- 眼底の上耳側にみられる黒褐色の色素性病変

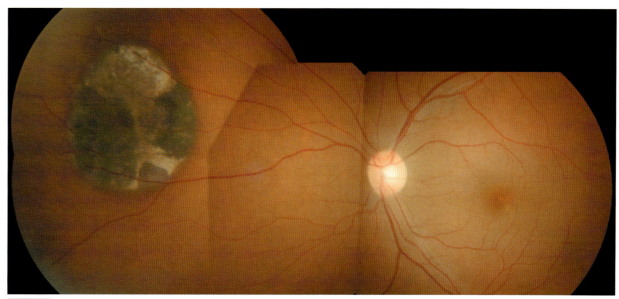

症例5 網膜色素上皮過形成（肥大）
- 眼底鼻側にみられる境界明瞭な色素性病変
- 脱色素領域が広範囲を占めている

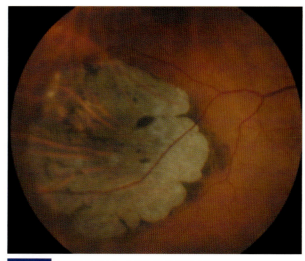

症例6 網膜色素上皮過形成（肥大）
- 色素がほとんど消失し，網膜血管とともに脈絡膜血管も明瞭に透見される

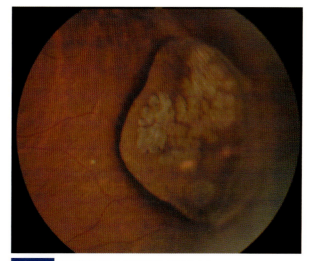

症例7 網膜色素上皮過形成（肥大）
- 色素がすべて消失した境界明瞭な病変
- 周囲には色素性の縁取りがみられる

網膜色素上皮過形成（肥大） 135

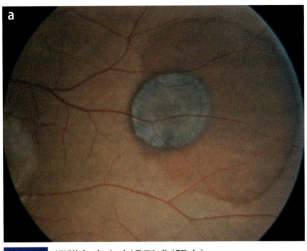 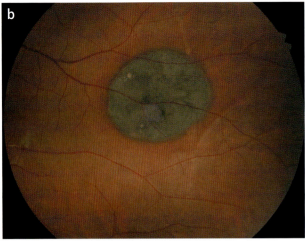

症例8 網膜色素上皮過形成（肥大）

a：黒灰白色で扁平な色素性病変の辺縁には色素性の縁取りがみられる．周囲を取り巻くように網膜の色調が異なる領域が広範囲にわたってみられる．
b：13年後．周囲の網膜血管を参考にして比較すると，初診時よりわずかに拡大していることがわかる．

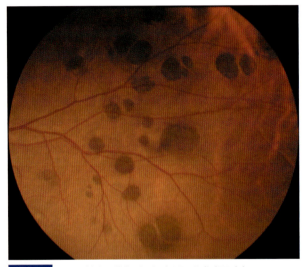 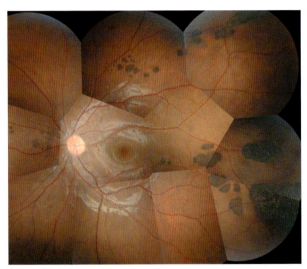

症例9 多発性網膜色素上皮過形成（肥大）

- "熊の足あと"を彷彿とさせる，類円形で大小さまざまな色素病変

症例10 多発性網膜色素上皮過形成（肥大）

- 大小さまざまな色素性病変が，眼底の広範囲にみられる

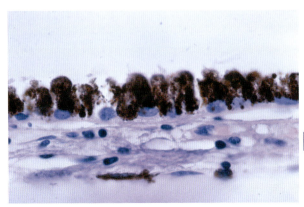

参考所見 網膜色素上皮過形成（肥大）の病理組織像

- 大きな網膜色素上皮の胞体内に大量のメラニン色素がみられる

〔Doheny Eye Institute 症例〕

鑑別疾患

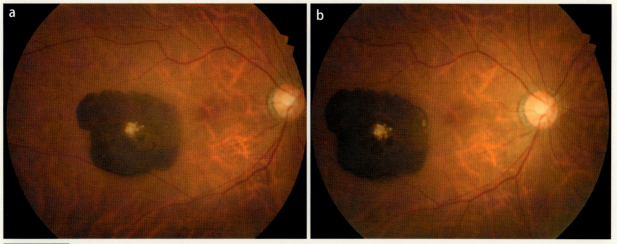

鑑別疾患 1 偽腫瘍性反応性網膜色素上皮過形成

a：初診時の眼底所見．黄斑の耳側に比較的境界が明瞭な，ごくわずかに厚みのある茶褐色の色素病変がみられる．炎症や外傷を契機に過形成をきたすことがある．
b：6年後の眼底所見．サイズ・厚さ・形状のいずれもほとんど変化はない．

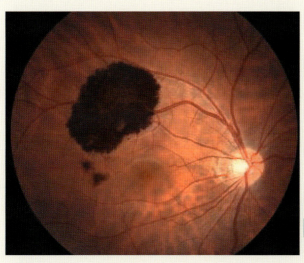

鑑別疾患 2 偽腫瘍性反応性網膜色素上皮過形成

- 黄斑の上耳側に，境界明瞭な黒褐色の色素性病変がみられる

網膜色素上皮過形成（肥大） 137

網膜腫瘍

網膜・網膜色素上皮過誤腫
combined hamartoma of retinal and retinal pigment epithelium

 臨床像
- 網膜に由来する過誤腫で，先天性と考えられている．視神経乳頭周囲に存在することが多い．病変のサイズはさまざまで，境界不明瞭な灰白色〜褐色調の隆起に乏しい不整な膜状病変としての外観を呈する．網膜血管は病変内のグリア組織による牽引によって偏位や拡張を示す．病巣より周囲の網膜血管は眼底周辺部に向かって直線的な走行を示すことがある．
- 病変が軽度の場合，検眼鏡的には黄斑上膜（網膜前膜）と誤診される可能性があり，OCTによる確認が大切である．
- 病変が黄斑部に及んだ場合や黄斑部網膜へ牽引が加わると，視力低下をきたす．

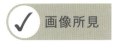 画像所見
- FAでは造影早期の病変内における充盈遅延のほか，中期から後期にかけて蛍光漏出や組織染による過蛍光を呈する．
- OCTでは病変に一致して網膜内層，もしくは内層〜外層に及ぶ網膜内の不整な構造と肥厚所見がみられる．内境界膜上の膜状組織は存在しないことから，黄斑上膜とは鑑別される．

 治療
- 病変そのものに対する治療法はない．幼小児期に偶然発見され，病変が黄斑部に及んでいる場合には弱視の危険性があるため，健眼のペナリゼーションなどによる弱視治療の適応となることがある．

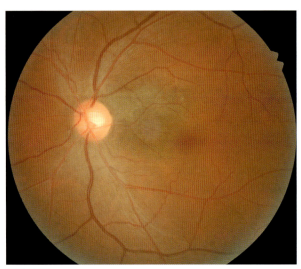

症例1 網膜・網膜色素上皮過誤腫
- 一見，黄斑上膜のようにもみえるが，膜状の病変は網膜血管よりも深層に存在している点が異なる

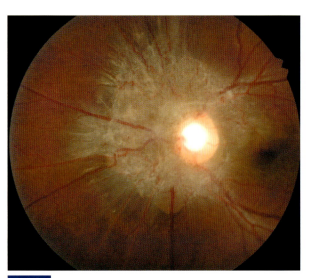

症例2 網膜・網膜色素上皮過誤腫
- 視神経乳頭を取り巻くように，網膜皺襞を伴った膜状の病変がみられ，網膜動静脈の走行異常をきたしている
- 病変周囲の網膜血管は周辺に向かって直線化している

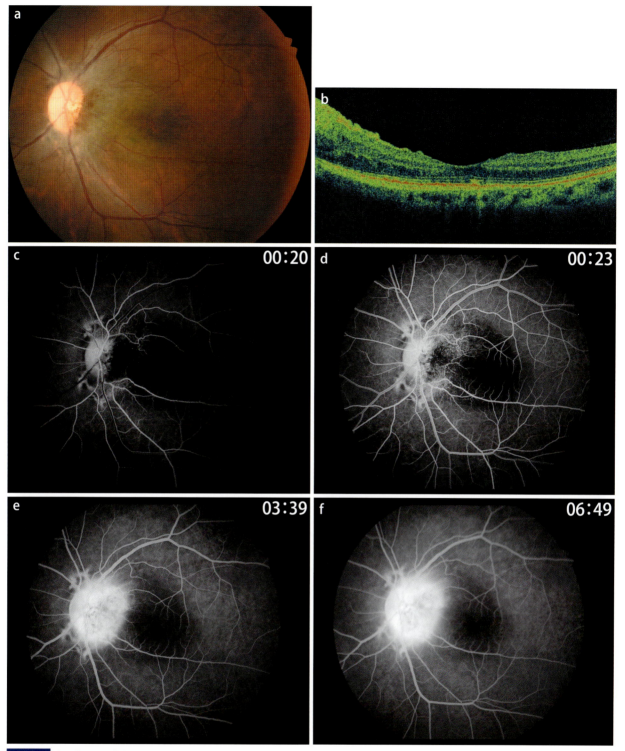

症例3　網膜・網膜色素上皮過誤腫

a：視神経乳頭から黄斑にかけて線維性の膜状組織がみられる．乳頭の耳側には色素性の変化もみられる．数年にわたり，黄斑上膜として経過観察されていた症例である．

b：OCT所見．視神経乳頭から黄斑にかけて網膜内層の構造が不整で，肥厚している．

c〜f：FA所見．造影の初期は循環遅延により低蛍光を示しているが(c, d)，その後は病変に一致して徐々に過蛍光となり，後期には組織染による過蛍光が持続している(e, f)．

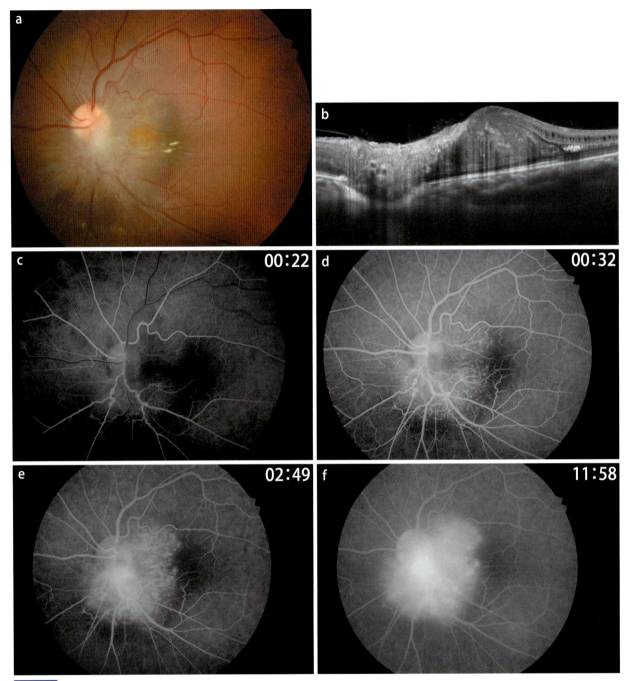

症例 4 網膜・網膜色素上皮過誤腫

a：視神経乳頭周囲の下耳側を中心に，境界不明瞭でわずかな隆起を伴った病変がみられる．上方および鼻側網膜静脈がやや拡張している．黄斑付近には硬性白斑がみられる．
b：OCT 所見．視神経乳頭から黄斑にかけて網膜が限局性に肥厚し，層構造は原形をとどめていない．耳側には網膜内層のわずかな分離がみられる．
c〜f：FA 所見．網膜循環の遅延のほか，検眼鏡的に確認できる病変部に一致して，主に組織染による過蛍光がみられる．

網膜腫瘍

網膜星状膠細胞過誤腫(結節性硬化症)
retinal astrocytic hamartoma(tuberous sclerosis)

 臨床像
- 網膜星状膠細胞過誤腫は,顔面の皮脂腺腫,てんかん,精神発達遅滞を主症状とするBourneville-Pringle 母斑症(結節性硬化症)や神経線維腫症にみられる場合と,特発性に発症する場合がある.
- 視神経乳頭周囲あるいは乳頭上を含む眼底後極部が好発部位である.境界が比較的明瞭な,黄白色〜灰白色で隆起のあまりない類円形〜不整形の外観を呈する.病巣の下には網膜血管が透見できることが多く,本症の特徴の1つとされる.サイズを拡大しながら囊胞様の腫瘤へと変化していくことがある.石灰化をきたすと桑実様の外観を呈するようになり,網膜芽細胞腫(☞149頁)との鑑別を要することがある.
- 腫瘤の大きさは年余にわたって変化のない場合と,周囲に滲出性変化を伴いながら増大する場合があり,まれではあるが後者は難治な網膜剝離を併発することがある.

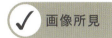 画像所見
- FAでは病巣が小さいと評価が困難なこともあるが,一般に造影早期から病巣内の微細な血管が描出され,時間の経過とともに過蛍光をきたす.
- OCTでは神経網膜に限局した高反射を呈し,石灰化を伴う場合は反射が虫食い状に欠損する.超音波断層検査(Bモード)では石灰化した部分に一致して高いエコー反射がみられる.

 治療
- 治療の適応はない.

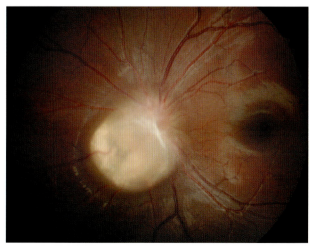

症例1 網膜星状膠細胞過誤腫
- 視神経乳頭を覆うような,黄白色の境界明瞭な半球状腫瘤
- 腫瘤の大半は透明感がある

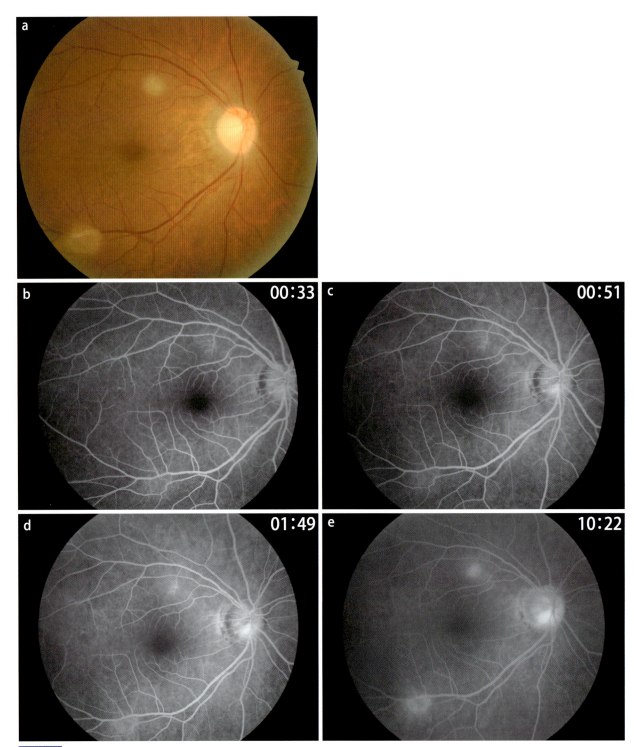

症例2 網膜星状膠細胞過誤腫

a：眼底後極部に境界のやや不明瞭な淡い黄白色の病巣が2か所にみられる．下方の病変には白鞘を伴った網膜血管が透見される．

b〜e：FA所見．造影早期から2か所の病巣に一致した淡い過蛍光がみられ(b)，中期から後期にかけて組織染を呈している(c〜e)．

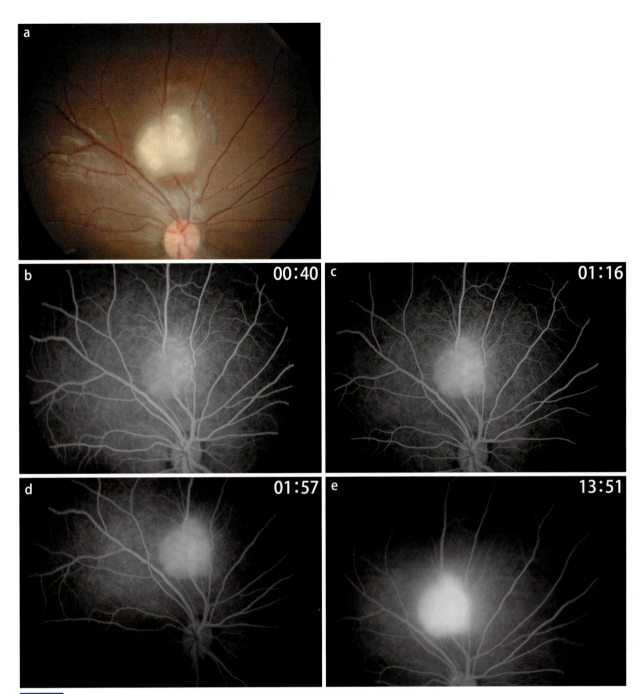

症例3　網膜星状膠細胞過誤腫

a：視神経乳頭の上方にみられる黄白色の孤立性病巣．石灰化を生じている中心部と周辺部では異なる色調を呈している．
b〜e：FA所見．造影早期から病変に一致した過蛍光がみられる．後期には強い組織染を呈し，色素の漏出もみられる．

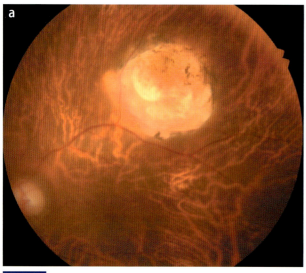
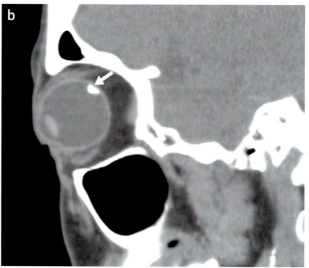

症例4 網膜星状膠細胞過誤腫

a：健診で偶然発見された陳旧例．腫瘤の内下方は結節性で灰白色調を呈しており，石灰化が疑われる．
b：X線CT所見（矢状断）．眼内には腫瘤に一致した石灰化（矢印）が確認される．

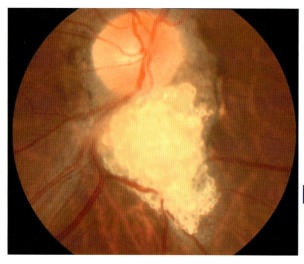

症例5 網膜星状膠細胞過誤腫

- 視神経乳頭下方に石灰化をきたした桑実様の病巣がみられる
- 網膜血管は腫瘤によって圧排され，屈曲しながら走行している

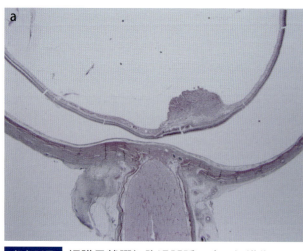
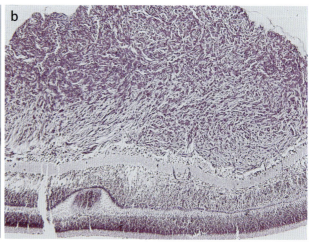

参考所見 網膜星状膠細胞過誤腫の病理組織像

a：視神経乳頭付近の網膜に結節状の隆起がみられる．網膜外層の構造は保たれている．
b：強拡大では，網膜内層に密に増殖したグリア細胞（星状膠細胞）がみられる．視細胞を含む網膜外層の層構造は比較的よく保たれている．この症例では石灰化はみられない．

網膜腫瘍

後天性網膜星状膠細胞腫
acquired retinal astrocytoma

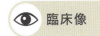 臨床像
- 網膜の神経膠細胞（グリア細胞）から発生する後天性の腫瘍である．結節性硬化症にみられる網膜星状膠細胞過誤腫とは異なり，皮脂腺腫などの眼外症状はみられない．
- 検眼鏡的には境界明瞭な黄白色〜白色の，隆起のない孤立性の網膜病変である．石灰化を伴うことはない．腫瘍が拡大したり，随伴する滲出性変化が増強すると網膜剝離を生じ，難治となる．

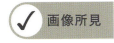 画像所見
- 腫瘍内は血管に富み，FAでは造影早期から微細な網目状・ループ状の血管が描出され，後期には腫瘍全体が組織染による過蛍光を示す．病期によっては旺盛な蛍光漏出がみられることもある．
- IAでは造影早期から後期にかけて，腫瘍に一致したブロッキングによる低蛍光を示す．

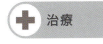 治療
- 腫瘍のサイズに変化がなく，視機能にも悪影響を及ぼさなければ，特に治療の必要はない．一方，症例によっては腫瘍の増大や著しい網膜下の滲出病巣の拡大などをきたすことがあり，そのような場合にはPDT（保険適用外）や放射線治療が試みられる．
- 診断の遅れた進行例などでは，何らかの眼内悪性腫瘍の診断のもとに眼球摘出術が行われ，病理組織学的検査によって網膜星状膠細胞腫の診断に至る可能性がある．

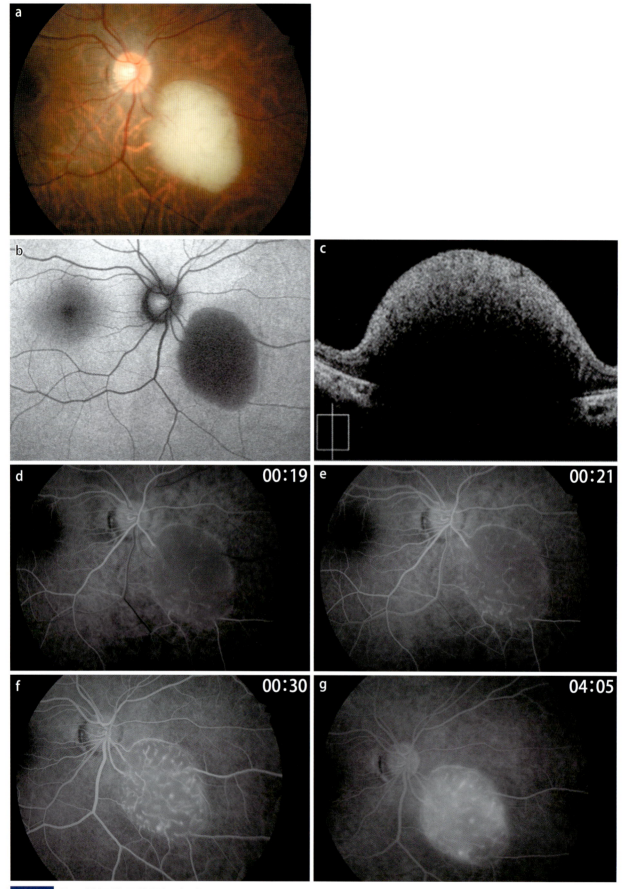

症例1 後天性網膜星状膠細胞腫

a：視神経乳頭の下鼻側に白色調の隆起を伴わない境界明瞭な病変がみられる．病巣内では本来の網膜動静脈は観察できない．
b：FAF所見．病巣に一致して，ほぼ一様の低蛍光を呈している．
c：OCT所見．病巣に一致して網膜がドーム状に隆起し，内層に高反射領域がみられる．
d〜g：FA所見．造影早期から病巣内に網目状の血管が描出されている（d〜f）．後期にはこれらの血管からの色素の漏出と組織染によって，腫瘍全体が過蛍光を呈している（g）．

（つづく）

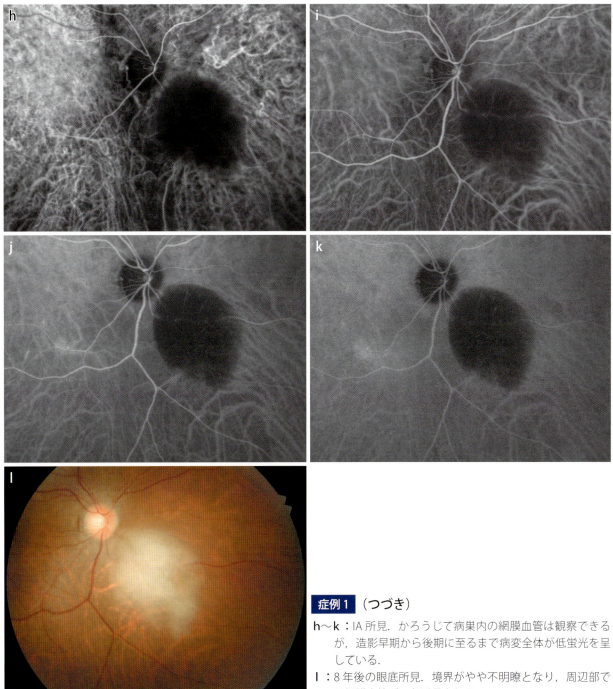

症例1（つづき）

h〜k：IA所見．かろうじて病巣内の網膜血管は観察できるが，造影早期から後期に至るまで病変全体が低蛍光を呈している．

l：8年後の眼底所見．境界がやや不明瞭となり，周辺部では網膜血管が一部透見される．

後天性網膜星状膠細胞腫

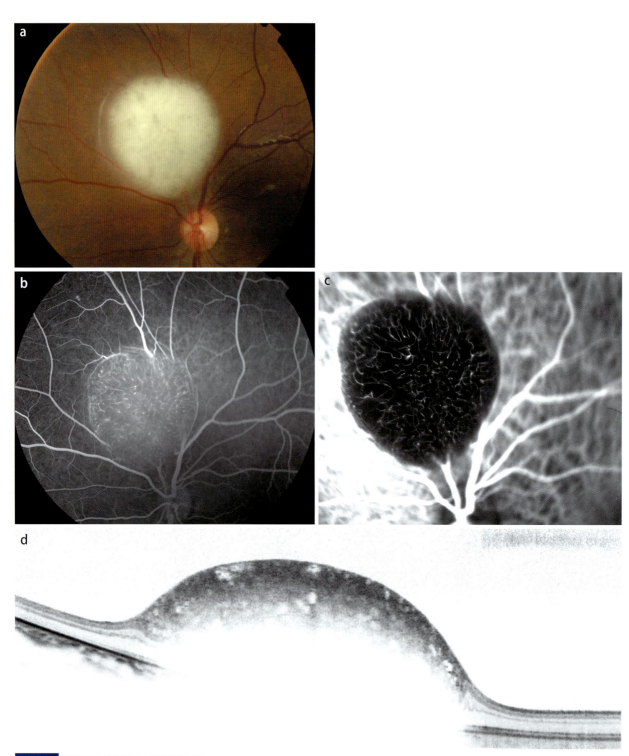

症例2 後天性網膜星状膠細胞腫

a：視神経乳頭の上鼻側に，境界鮮明なやや黄色調を帯びた白色の円形病変がみられる．病巣内では網膜血管は観察することができない．
b：FA所見．病巣内には，網目状に規則正しく走行する微細な血管が観察される．全体に淡い過蛍光を呈している．
c：IA所見．全体に低蛍光のままであるが，FAと同様，病巣内には多数の微細な血管の走行が確認できる．
d：OCT所見．隆起した網膜の内層に高反射領域がみられ，虫食い状に反射が抜けているところがあり，網膜星状膠細胞過誤腫との鑑別を要する．

網膜腫瘍

網膜芽細胞腫
retinoblastoma

 臨床像

- 乳幼児，特に3歳以下に多くみられる眼内悪性腫瘍である．人種差はなく，わが国では年間70〜80例程度の発症がみられる．孤発例と遺伝性に発生する場合がある．片眼発生例と両眼発生例があり，後者は全例が遺伝性である．まれではあるが，松果体にも生じることがある（三側性網膜芽細胞腫）．
- 発見動機として最も多いのは白色瞳孔であるが，これはすでに腫瘍が一定以上の大きさに増大していることを意味する．顔写真などを撮影した際に瞳孔の反射が左右で異なることで気づかれることもある．その他には斜視（眼位異常）や結膜充血，全眼球炎，眼窩蜂窩織炎様の症状が発見と診断の契機となる．
- 検眼鏡的には，初期の段階では隆起に乏しい小さな斑状病巣を呈し，腫瘍の増大とともに白色の腫瘤として観察されるようになる．腫瘍に連なる拡張・蛇行した網膜動静脈もみられる．眼底の白色腫瘤とともに，硝子体中に腫瘍細胞が播種され，雪玉状の混濁を生じることがあり，これは予後不良の徴候である．進行例では腫瘍が眼内に充満し，眼底の観察が不可能となるとともに眼圧が上昇し，牛眼の状態となる．眼圧上昇については血管新生緑内障が原因となることもある．まれではあるが，前房中に浸潤した腫瘍細胞が角膜後面沈着物や偽前房蓄膿を呈することがあり，他疾患との鑑別を要する．
- 本症の病期分類としては古くからReese-Ellsworth分類が用いられてきたが，最近はAJCC（American Joint Committee on Cancer）Staging Manualに準じたTNM（tumor node metastasis）分類が用いられることが多い．
- なお，本腫瘍はきわめてまれながら，自然軽快することが知られている．また，成人発症例の報告もある．

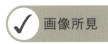 画像所見

- 症例の多くは乳幼児であることから診断目的にFAを撮る機会は多くはないが，他疾患（Coats病など）との鑑別に際して必要となることもある．網膜芽細胞腫では造影早期から腫瘍内血管が描出され，まもなく腫瘍全体が染色により過蛍光となる．
- 超音波断層検査（Bモード）では，眼内に充実性の腫瘤が描出されるとともに，石灰化を生じている場合は腫瘍内に粒状の高反射をとらえることができる．
- X線CTでは眼内の腫瘍の存在とともに，石灰化を証明することができれば診断はほぼ確定される．MRIでは，腫瘍がT1強調画像で軽度高信号，T2強調画像で低信号をきたす．MRIは随伴する網膜剥離の存在や程度，視神経浸潤の有無の評価に有用なことがあるとともに，両眼および松果体に生じる三側性網膜芽細胞腫の診断につながることがある．

 治療

■ 眼球温存療法
- **眼局所療法**：腫瘍のサイズが小さな初期病巣に対しては，レーザー光凝固や経強膜的に冷凍凝固が行われる．両眼発症例の非進行眼が適応となることが多い．
- **放射線療法**：施行可能な施設に限りがあるが，わが国ではルテニウム（^{106}Ru）を用いた小線源治療が行われることがある．
- **全身化学療法**：ビンクリスチン，エトポシド，カルボプラチンを中心とした化学療法が行われる．化学療法施行後，腫瘍サイズの縮小を確認し，改めて前述した眼局所療法などが行われる．近年は，この化学療法の適応となる症例が増えている．

- **局所化学療法**：カテーテルを眼動脈まで進め，メルファランなどの抗癌剤を眼内に直接投与する治療法である（選択的眼動脈注入療法）．腫瘍の硝子体内播種に対しては，毛様体扁平部からメルファランの硝子体内注射が行われる．本邦で開発された治療法で，世界的にも標準治療として行われている．

■ **眼球摘出術**
- 眼内に大きな腫瘍を形成している進行例に対しては，今日でも眼球摘出術が行われる．視神経浸潤が疑われる場合は，できるだけ視神経を長く切断する．

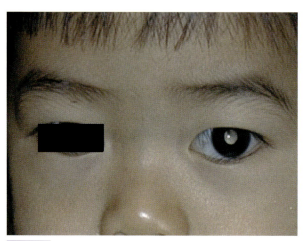

症例1 網膜芽細胞腫
- 左眼の白色瞳孔

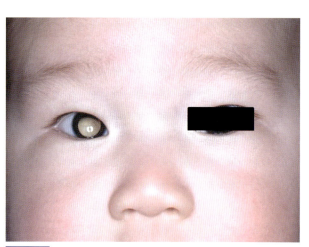

症例2 網膜芽細胞腫
- 右眼の白色瞳孔

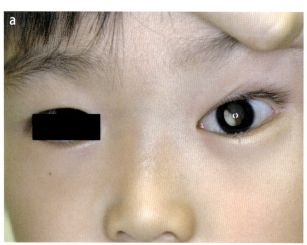
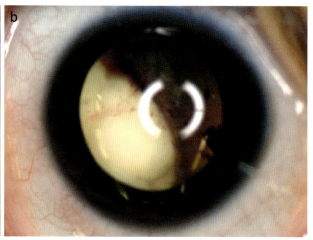

症例3 網膜芽細胞腫
a：左眼瞳孔内の鼻側に，白色の腫瘍を観察することができる．
b：細隙灯顕微鏡所見．鼻側に白色の大きな腫瘍が観察される．

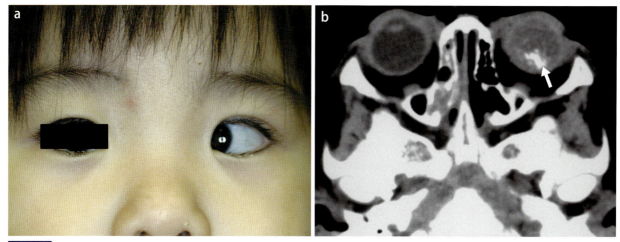

症例4　網膜芽細胞腫

a：左眼の内斜視をきっかけに診断に至った症例．
b：X線CT所見．左眼の眼内に石灰化（矢印）を伴った腫瘤がみられる．

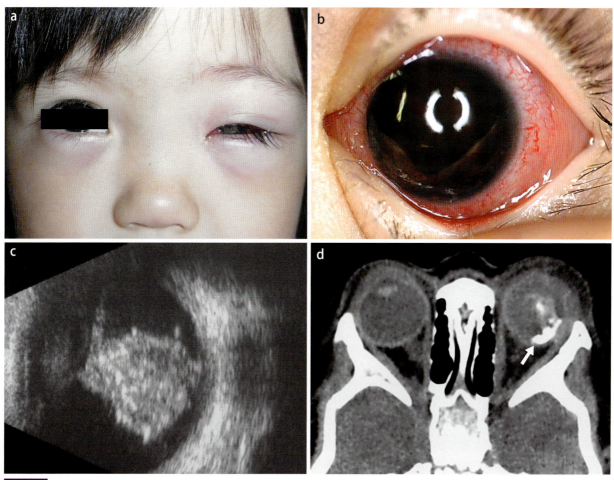

症例5　網膜芽細胞腫

a：左眼の全眼球炎様症状を契機に診断に至った症例．左眼には眼瞼腫脹・充血・眼球突出がみられる．
b：細隙灯顕微鏡所見．毛様充血を伴ったびまん性の結膜充血がみられる．眼内は透見できない．
c：超音波断層検査所見（Bモード）．眼内には充実性の腫瘍が確認され，その中には石灰化を示す粒状の高エコー反射がみられる．
d：X線CT所見．左眼の眼内に石灰化が確認される（矢印）．

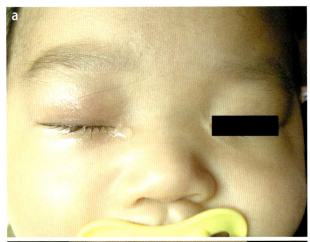
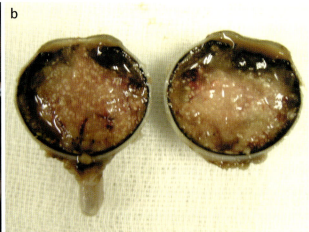
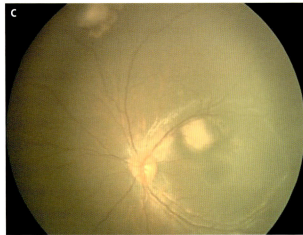

症例6　網膜芽細胞腫

a：右眼の眼瞼がわずかに発赤・腫脹している．触診で右眼の眼圧が上昇していることがわかる．
b：右眼摘出眼球のマクロ所見（半割後）．眼内は粒状の石灰化組織を含んだ腫瘍で充満している．
c：左眼眼底所見．眼底の鼻側上方と黄斑の上鼻側に，わずかに隆起を伴った腫瘍がみられる．いずれも網膜芽細胞腫の初期病巣である．

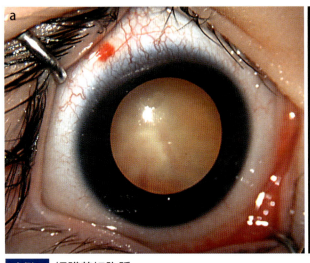
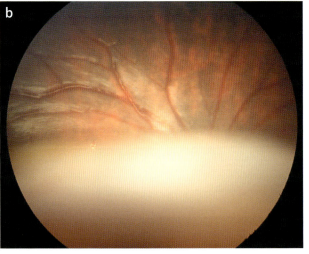

症例7　網膜芽細胞腫

a：眼内にある大きな腫瘤のため，瞳孔領全体が淡橙色に観察される．白内障はない．
b：眼底は上方のみが観察可能な状態である．腫瘤によって視神経乳頭も観察できない．

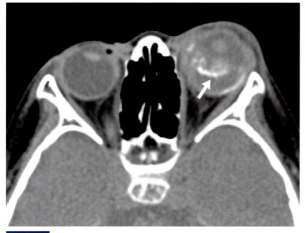

症例8 網膜芽細胞腫
- X線CT所見．左眼の眼内に石灰化（矢印）がみられる
- 腫瘍の増大によって眼圧の上昇をきたし，牛眼の状態を呈していた

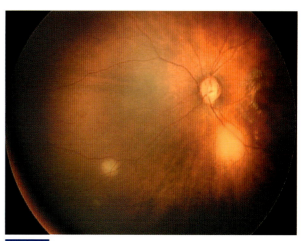

症例9 網膜芽細胞腫
- 大小2つの，比較的小さな腫瘍がみられる
- 網膜芽細胞腫の初期病変である

〔Dr. Duangnate Rojanaporn のご厚意による〕

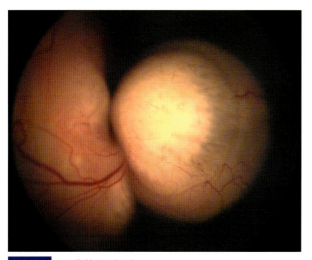

症例10 網膜芽細胞腫
- 眼内にドーム状の腫瘍が二峰性に観察される
- 腫瘍の表層には網膜血管が走行している

〔Dr. Duangnate Rojanaporn のご厚意による〕

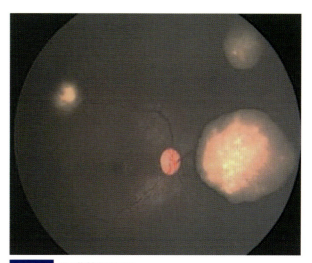

症例11 網膜芽細胞腫
- 眼底に大小3つの腫瘍が観察される

〔Dr. Duangnate Rojanaporn のご厚意による〕

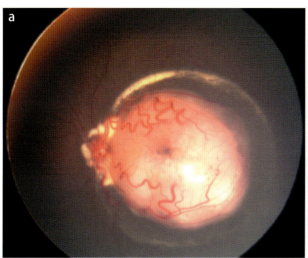
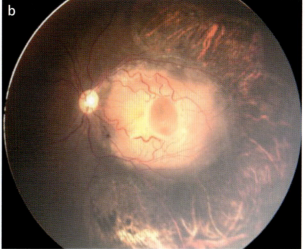

症例12 網膜芽細胞腫
a：眼底後極部にドーム状の腫瘍がみられる．表層には著しく拡張・蛇行した網膜血管が走行している．
b：メルファランの選択的眼動脈注入療法施行後．腫瘍の丈は低くなり，その周囲の網脈絡膜は萎縮・瘢痕化している．

〔Dr. Duangnate Rojanaporn のご厚意による〕

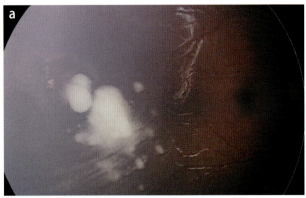
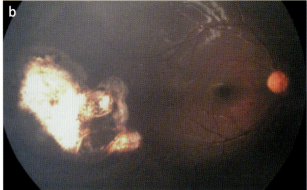

症例13 網膜芽細胞腫

a：耳側網膜に大小さまざまな白色の腫瘍が散在している．一部は硝子体中にも播種をきたしている．
b：メトトレキサート（MTX）の硝子体内注射による治療後．腫瘍は瘢痕化し，硝子体中の腫瘍細胞も消失した．
〔Dr. Duangnate Rojanaporn のご厚意による〕

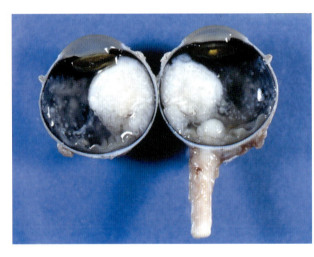

参考所見1 網膜芽細胞腫
- 摘出眼球のマクロ所見（半割後）
- 白色の腫瘤が眼内の半分近くを占めている
- 周囲網膜および硝子体中に播種された腫瘍塊が散在している

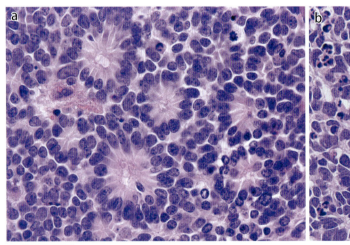
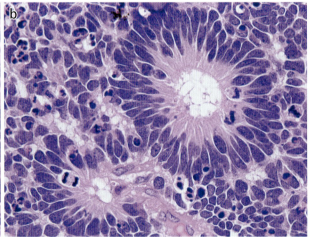

参考所見2 網膜芽細胞腫の病理組織像

a：Homer-Wright 型のロゼット形成がみられる．
b：Flexner-Wintersteiner 型のロゼット形成がみられる．随所に核分裂像が観察される．

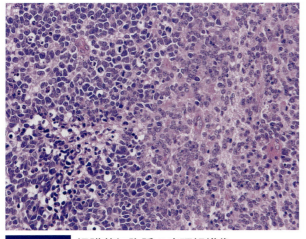

参考所見3 網膜芽細胞腫の病理組織像

- ロゼット形成のない，未分化な腫瘍細胞の増殖

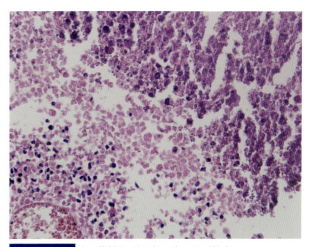

参考所見4 網膜芽細胞腫の病理組織像

- 壊死に陥った腫瘍細胞（左下）と，石灰化（右上）がみられる

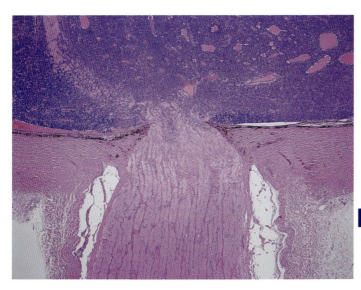

参考所見5 網膜芽細胞腫の病理組織像

- 視神経乳頭を含む眼底後極部の広範囲にみられる腫瘍
- 乳頭の篩状板の前まで腫瘍細胞の浸潤がみられる

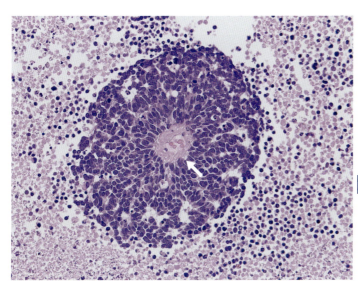

参考所見6 網膜芽細胞腫の病理組織像

- 腫瘍細胞が血管（矢印）の周囲を取り巻くように，輪状に増殖している．いわゆる偽ロゼットと呼ばれる所見である
- さらにその周囲には壊死に陥った腫瘍細胞と炎症細胞がみられる

鑑別疾患

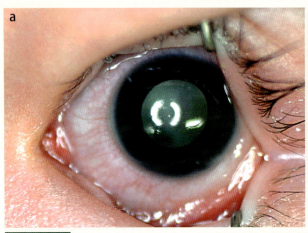
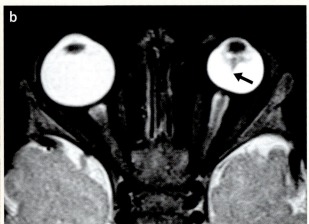

鑑別疾患1 胎性血管性遺残（第一次硝子体過形成遺残）
a：白色瞳孔を呈している．
b：MRI所見（T2強調画像）．左眼は右眼と比較して眼球が小さく（小眼球），硝子体腔内に低信号の索状構造がみられる（矢印）．

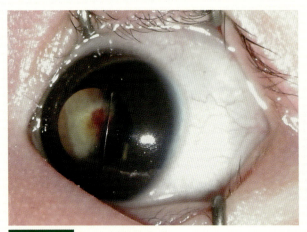

鑑別疾患2 胎性血管性遺残
（第一次硝子体過形成遺残）
- 左眼の眼内鼻側に白色の腫瘤を思わせる所見がみられる

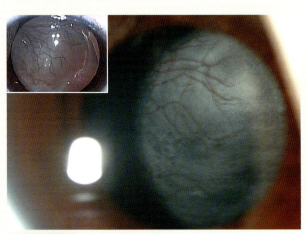

鑑別疾患3 胎性血管性遺残
（第一次硝子体過形成遺残）
- いわゆる前部型で，水晶体後嚢側に多数の血管を含んだ膜状組織が観察される
- 左上は白内障手術時の術中徹照写真

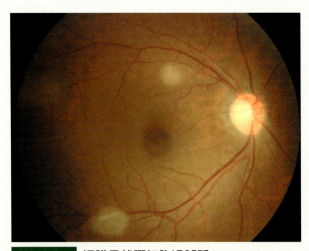

鑑別疾患4 網膜星状膠細胞過誤腫（☞141頁）
- 網膜芽細胞腫の初期病変を思わせる白色の結節性病変

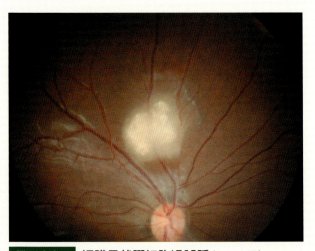

鑑別疾患5 網膜星状膠細胞過誤腫（☞141頁）
- 視神経乳頭上方の石灰化を伴った白色の結節性病変

視神経乳頭腫瘍

視神経乳頭黒色細胞腫（メラノサイトーマ）
melanocytoma of optic disc

 臨床像
- 黒色細胞腫はぶどう膜組織，すなわち虹彩・毛様体・脈絡膜のいずれにも発生するが，最も頻度が高いのは視神経乳頭に生じるケースである．悪性黒色腫にみられるような人種差はないとされる．
- 通常，片眼性で，視神経乳頭上の茶褐色～黒褐色の色調を呈する，円形～類円形の境界が比較的明瞭な腫瘍である．サイズは 0.5～1.5 乳頭径大のことが多いが，まれに 3～4 乳頭径大の大きな病変のこともある．厚さは通常 1 mm 以下であるが，それ以上に隆起していることもある．色素性病変が乳頭周囲の網膜神経線維層に沿って刷毛状に広がることがある．
- 随伴する所見として，視神経乳頭の浮腫および萎縮，周囲網膜の滲出病巣や網膜下液・網膜出血・網膜中心静脈閉塞による静脈の拡張・蛇行などがある．
- 基本的に無症状のことが多く，健診やほかの眼疾患の精査過程で発見されるが，色素性腫瘍の網膜神経線維への圧排の程度に応じて，あるいは黒色細胞腫の壊死に伴って視野・視力障害をきたす．視野障害はしばしばみられるが，乳頭上の黒褐色腫瘍のサイズと視野障害の程度については必ずしも相関せず，比較的小さな病変でも高度な視野障害に至ることがある．視神経萎縮をきたした症例では著しい視野障害を示す．

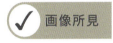 画像所見
- 診断目的に FA などを撮像する意義は少ないが，FA では造影早期から後期に至るまでメラニン色素によるブロックのため低蛍光を示す．随伴する血管閉塞や滲出性変化に応じて網膜血管の充盈遅延や過蛍光などがみられる．

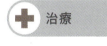 治療
- 治療の適応はない．基本的に腫瘍のサイズや厚さは年余にわたってほとんど変化はみられない．視野障害は経時的に悪化していくことがあるが，治療法はない．視神経乳頭の陥凹拡大や OCT による評価は困難であるが，緑内障を併発していると考えられる場合には，必要に応じて眼圧下降薬の使用を検討する．
- 黒色細胞腫は悪性黒色腫への転化をきたすことが知られているが，その確率はきわめて低い．

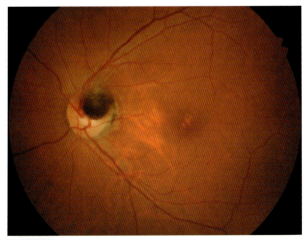

症例 1 視神経乳頭黒色細胞腫（メラノサイトーマ）
- 境界明瞭な茶褐色の腫瘍によって視神経乳頭の上耳側が覆われている

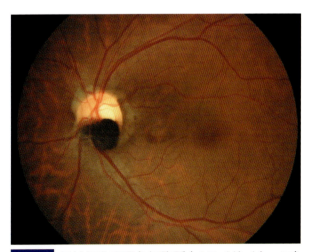

症例 2 視神経乳頭黒色細胞腫（メラノサイトーマ）
- 境界明瞭な黒褐色腫瘍によって視神経乳頭の下方 1/3 が覆われている

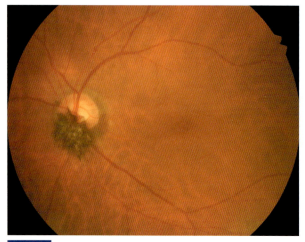

症例3 視神経乳頭黒色細胞腫(メラノサイトーマ)
- 視神経乳頭の下方に，辺縁が棘状で境界がやや不明瞭な褐色腫瘤がみられる

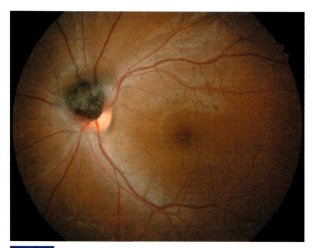

症例4 視神経乳頭黒色細胞腫(メラノサイトーマ)
- 境界明瞭な黒褐色の腫瘤によって，視神経乳頭の上鼻側が覆われている

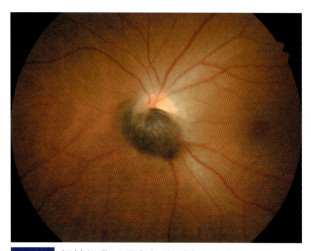

症例5 視神経乳頭黒色細胞腫(メラノサイトーマ)
- 境界がやや不明瞭な茶褐色腫瘤によって，視神経乳頭の約2/3が覆われている

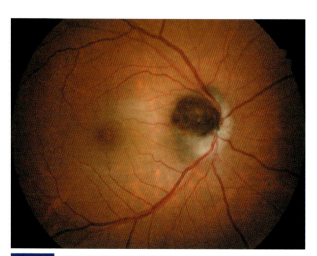

症例6 視神経乳頭黒色細胞腫(メラノサイトーマ)
- 視神経乳頭の上耳側の茶褐色腫瘤
- 乳頭はやや浮腫状で，かつ蒼白化している

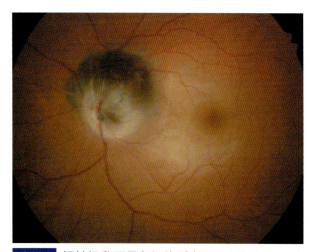

症例7 視神経乳頭黒色細胞腫(メラノサイトーマ)
- 視神経乳頭の上方を覆う茶褐色腫瘤
- 乳頭は蒼白気味である

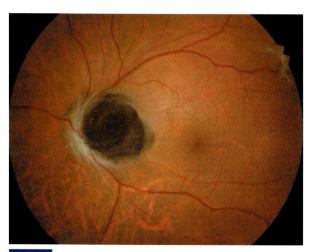

症例8 視神経乳頭黒色細胞腫(メラノサイトーマ)
- 鼻側の一部を残して，視神経乳頭をほぼ覆い尽くしている黒褐色の腫瘤

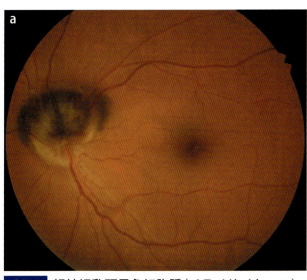 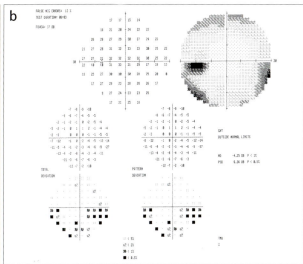

症例9 視神経乳頭黒色細胞腫（メラノサイトーマ）

a：視神経乳頭の約 3/4 を覆う茶褐色の腫瘤.
b：ハンフリー静的視野検査. 視神経乳頭の病変に対応するように，下方視野に障害がみられる.

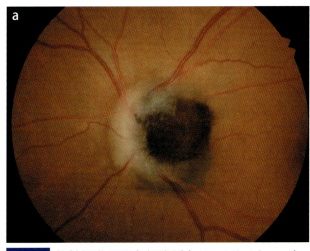 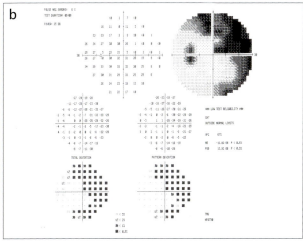

症例10 視神経乳頭黒色細胞腫（メラノサイトーマ）

a：視神経乳頭の耳側にみられる茶褐色の腫瘤. 乳頭は蒼白浮腫状である.
b：ハンフリー静的視野検査. 鼻側を中心とした視野障害がみられる.

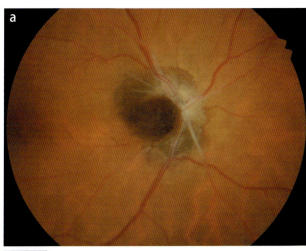 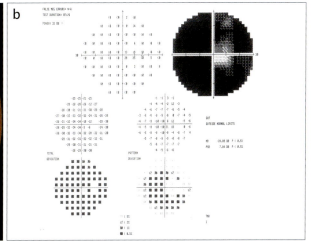

症例11 視神経乳頭黒色細胞腫（メラノサイトーマ）

a：視神経乳頭下耳側の隆起を伴った黒褐色の腫瘤と，その周囲のやや色調の異なる色素性病変. 網膜動静脈が一部，白線化している.
b：ハンフリー静的視野検査. 著しい視野狭窄を生じている.

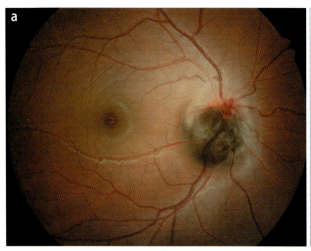
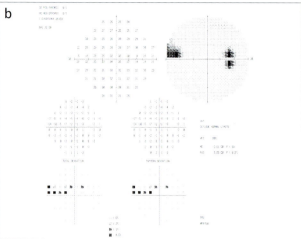

症例 12 視神経乳頭黒色細胞腫（メラノサイトーマ）

a：上方の一部を残して視神経乳頭をほぼ覆い尽くしている黒褐色の腫瘤．乳頭上方にはループ状の血管がみられる．
b：ハンフリー静的視野検査．視野障害はごく軽度である．正常眼圧緑内障による視野障害との鑑別が困難なことがある．

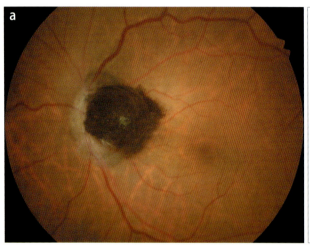
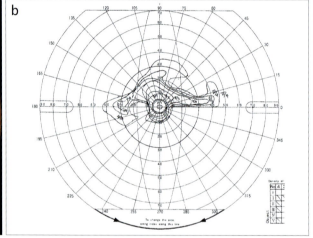

症例 13 視神経乳頭黒色細胞腫（メラノサイトーマ）

a：視神経乳頭の鼻側の一部を残し，茶褐色腫瘤により覆われている．わずかに見える乳頭は蒼白で，視神経萎縮を思わせる．上方の網膜静脈が拡張している．
b：ゴールドマン動的視野検査．水平半盲様の著しい視野障害をきたしている．

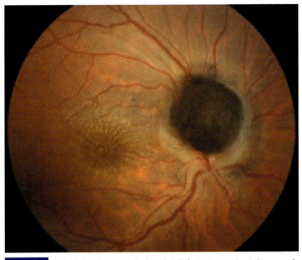

症例14 視神経乳頭黒色細胞腫(メラノサイトーマ)
- 視神経乳頭は下方の一部を残し，ほぼすべて黒褐色腫瘤によって覆われている
- 網膜静脈は拡張気味である
- 黄斑には星芒状白斑がみられる

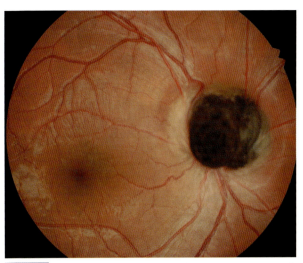

症例15 視神経乳頭黒色細胞腫(メラノサイトーマ)
- 隆起のある大きな黒褐色腫瘤によって，視神経乳頭はほぼすべて覆い尽くされている
- 腫瘤により網膜静脈の走行異常をきたしている

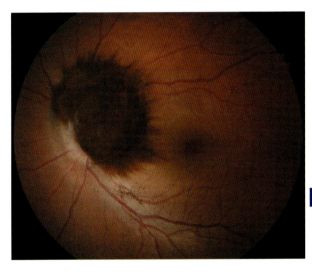

症例16 視神経乳頭黒色細胞腫(メラノサイトーマ)
- 黒褐色腫瘤によって視神経乳頭のほとんどが覆い尽くされている
- 辺縁は網膜神経線維に沿って刷毛状に色素が広がっている

ひとり言

経過観察の意義が問われる視神経乳頭黒色細胞腫

　黒色細胞腫は基本的には良性疾患なので，定期的な経過観察を行う必要性は低い．ただし，視野障害は時間経過とともに進行していくことがあり，きわめてまれながら悪性黒色腫に転化する症例があることから，可能であれば1年に一度のチェックをお勧めしている．

　ただし，進行する視神経障害を食い止めるよい手立てはなく，仮に悪性黒色腫となってしまった場合も眼球を温存した治療法は望めない可能性が高く，定期的な経過観察を行うことの意義については微妙な疾患でもある．

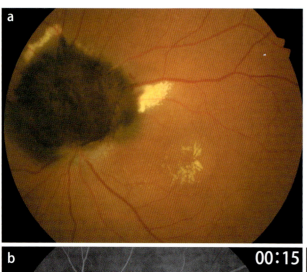
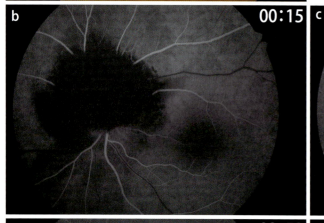
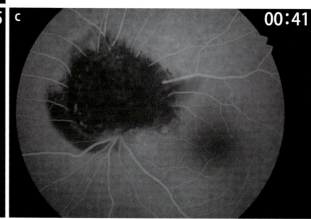
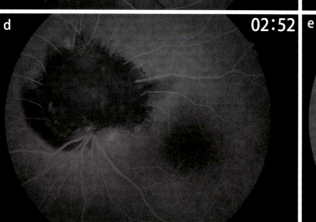
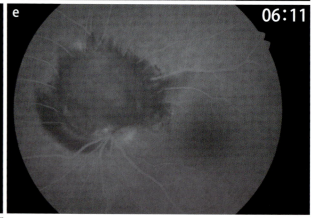
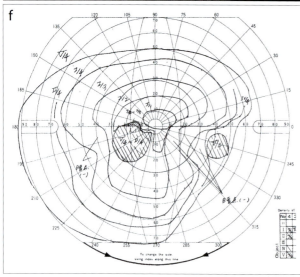

症例17 視神経乳頭黒色細胞腫（メラノサイトーマ）

a：視神経乳頭の約4倍の大きさを有する黒褐色の腫瘤．腫瘤の上方辺縁は刷毛状を呈し，その周囲と黄斑には硬性白斑がみられる．

b〜e：FA所見．造影早期から後期にかけて，色素性病変に一致した蛍光ブロックがみられる．

f：ゴールドマン動的視野検査．傍中心暗点や下鼻側の視野狭窄がみられる．

(つづく)

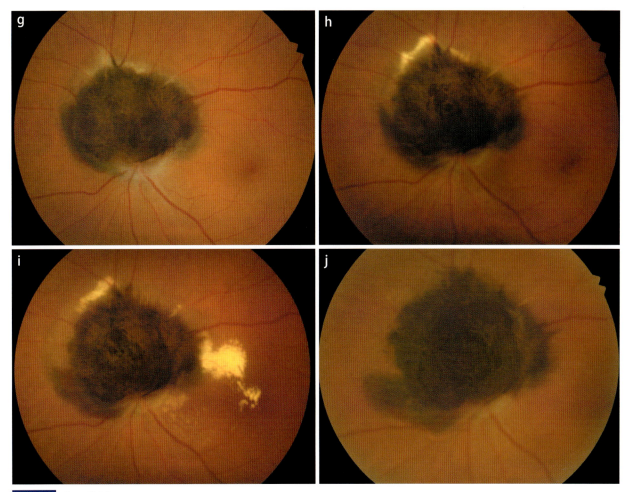

症例17 （つづき）

g〜j：経年変化．少しずつではあるが，病変の拡大が確認される．硬性白斑の出現と消退もみられる．
 g：初診時，h：2年後，i：4年後，j：8年後．

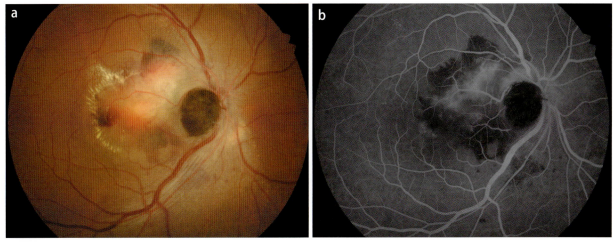

症例18 視神経乳頭黒色細胞腫（メラノサイトーマ）

a：黄斑を含む眼底後極部に，滲出性変化を生じている．
b：FA所見（47秒後）．新生血管などは確認されない．

視神経乳頭黒色細胞腫（メラノサイトーマ） 163

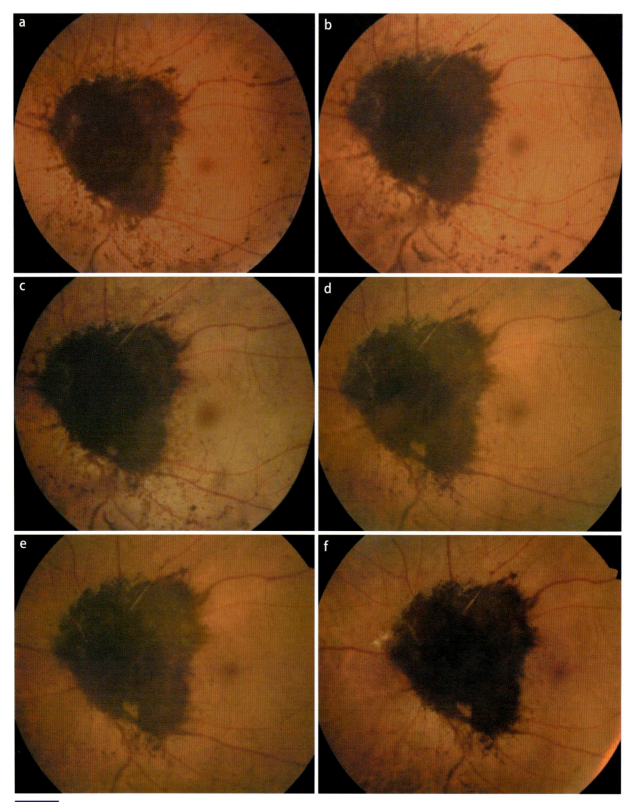

症例19 視神経乳頭黒色細胞腫（メラノサイトーマ）

健診で眼底の異常を指摘され，以来16年間にわたり経過観察した症例．
初診時から視神経乳頭周囲ならびに硝子体中にメラニン色素の散布がみられたが，その後長期にわたってほぼ変わりなく推移した．
　a〜f：経年変化
　　a：初診時，b：3年後，c：11年後，d：12年後，e：13年後，f：16年後

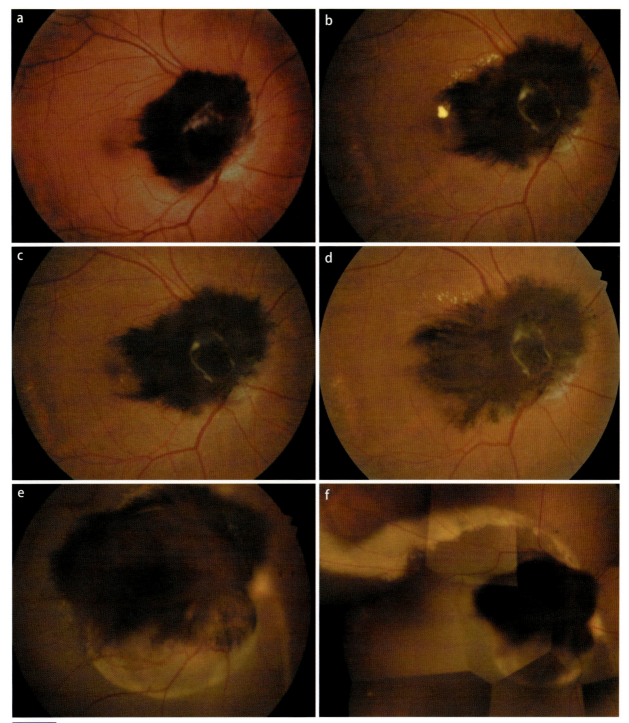

症例20　視神経乳頭黒色細胞腫（メラノサイトーマ）から悪性黒色腫（メラノーマ）へ転化した症例

16年間の経過観察中，ほとんど変化がみられなかったにもかかわらず，17年目に悪性黒色腫に転化した症例．

a〜d：経年変化
　a：初診時，b：1年後，c：11年後，d：12年後

e：17年後．色素性病変の拡大とともに，それまで棘状で不明瞭であった腫瘤の辺縁が境界明瞭となり，その下方には新たな隆起性病変がみられる．

f：eの1か月後．それまで陰性であった ^{123}I-IMP SPECT検査で悪性黒色腫に矛盾しない異常集積が確認された．

視神経乳頭黒色細胞腫（メラノサイトーマ）　165

視神経乳頭腫瘍

視神経乳頭毛細血管腫
capillary hemangioma of optic disc

- 臨床像
  - 視神経乳頭の辺縁，あるいは直上にみられる橙赤色〜赤色の類円形で境界明瞭な，隆起を伴う結節性の腫瘤である．サイズは0.5〜2乳頭径大ほどである．色調については時間経過とともに，あるいは後述する治療の影響により器質化して黄白色調になることがある．
  - 周囲網膜には硬性白斑をみることがあり，黄斑には星芒状白斑を生じる．黄斑浮腫や黄斑に漿液性網膜剝離を生じると，変視や視力低下の原因となる．黄斑上膜の形成をみることもある．

- 画像所見
  - FAでは造影早期から腫瘤内に色素が充盈し，組織染も加わって後期まで過蛍光が続く．後期になっても腫瘤からの色素の漏出は少ない．

- 治療
  - 視機能の低下がみられない場合は，経過観察のみでよい．血管腫の周囲網膜，特に黄斑に及ぶ滲出性変化や漿液性網膜剝離などによる視力低下例に対しては，腫瘤へのレーザー光凝固やPDTが行われるが，症例によって効果は一定しないこともある（保険適用外）．眼底周辺部にみられることの多い後天性網膜血管腫（血管増殖性網膜腫瘍）（☞121頁）などと異なり，解剖学的な制約から冷凍凝固による治療が行われることはない．
  - 随伴する黄斑浮腫や滲出性網膜剝離に対してVEGF阻害薬の硝子体内注射（保険適用外）が行われることもあるが，やはり効果についてはさまざまである．

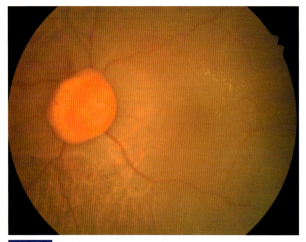

症例1 視神経乳頭毛細血管腫
- 視神経乳頭の直上に生じた2乳頭径大の赤橙色腫瘤
- 黄斑の上耳側に硬性白斑がわずかにみられる

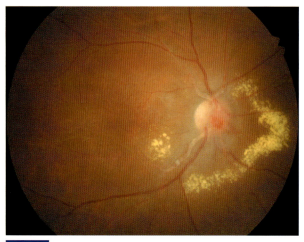

症例2 視神経乳頭毛細血管腫
- 視神経乳頭の鼻側に生じた1/3乳頭径大の小さな腫瘤
- 少し離れたところに輪状の硬性白斑がみられる
- 黄斑上膜も生じている

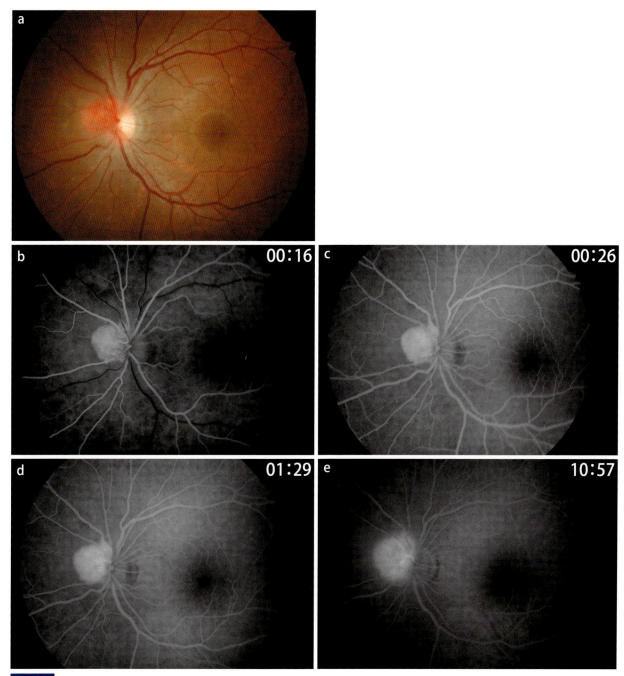

症例3 視神経乳頭毛細血管腫

a：視神経乳頭の鼻側に生じた3/4乳頭径大の赤色腫瘤．
b〜e：FA所見．網膜血管が充盈される前から腫瘤に一致して過蛍光がみられ(b)，短時間で腫瘤全体がほぼ均一に造影されている(c)．後期にはわずかに蛍光色素の漏出がみられる(e)．

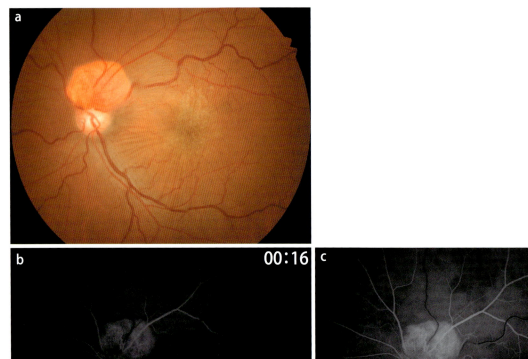
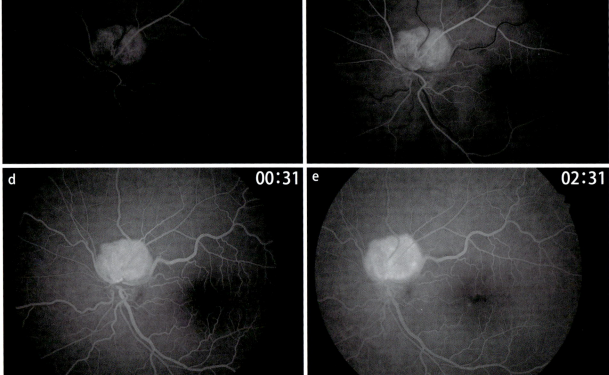

症例4　視神経乳頭毛細血管腫

a：視神経乳頭の上縁に1.5乳頭経大の橙色腫瘤がみられ，表層に多数の毛細血管が観察される．黄斑上膜を併発している．
b〜e：FA所見．網膜血管が充盈されるのとほぼ同時に腫瘤内の蛍光が確認される．その後，短時間で腫瘤全体が充盈され，過蛍光が持続している．

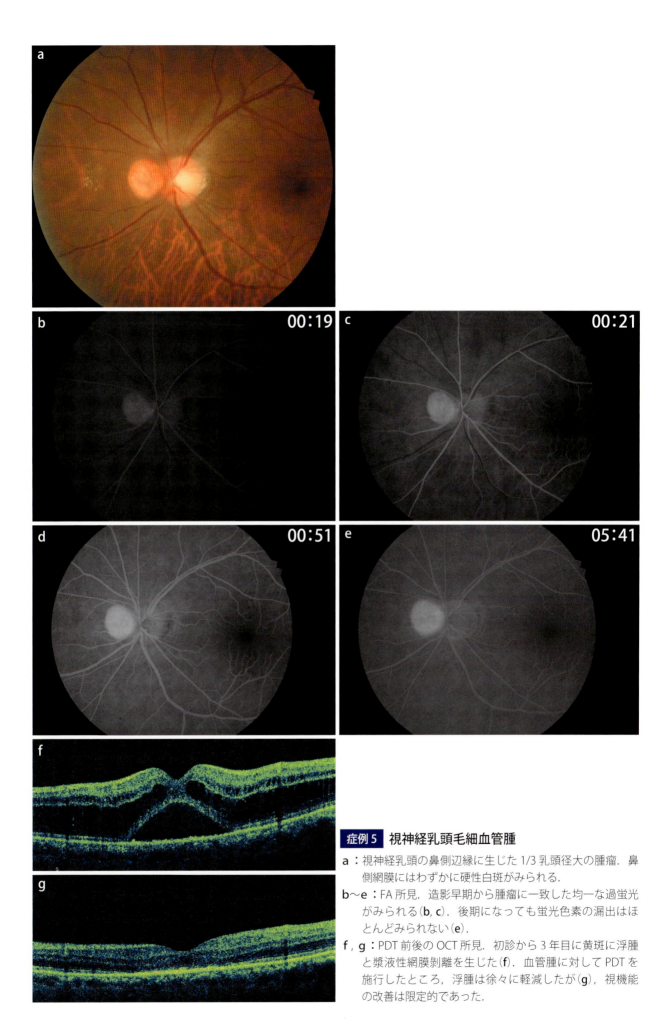

症例5 視神経乳頭毛細血管腫

a：視神経乳頭の鼻側辺縁に生じた1/3乳頭径大の腫瘤．鼻側網膜にはわずかに硬性白斑がみられる．

b〜e：FA所見．造影早期から腫瘤に一致した均一な過蛍光がみられる(b, c)．後期になっても蛍光色素の漏出はほとんどみられない(e)．

f, g：PDT前後のOCT所見．初診から3年目に黄斑に浮腫と漿液性網膜剥離を生じた(f)．血管腫に対してPDTを施行したところ，浮腫は徐々に軽減したが(g)，視機能の改善は限定的であった．

眼内リンパ腫

原発眼内リンパ腫
primary intraocular lymphoma

- 臨床像
  - 原発眼内リンパ腫の臨床所見は多岐にわたるが，主な所見は硝子体混濁と網膜（下）の浸潤病巣の形成であり，これらの病変が混在していることも多い．
  - 硝子体混濁の構成成分は眼内に浸潤した異型リンパ球（リンパ腫細胞）だけではなく，多くの場合，炎症細胞も含まれている．これらの細胞によって硝子体腔内に濃淡のある混濁を形成する傾向があり，典型例では帯状あるいは索状の混濁を示し，しばしば眼底の後極部から周辺方向に放射状に広がる．これらの帯状の混濁が眼球運動に伴って揺れ動く様子は，天空のオーロラを彷彿とさせる．ステロイドの全身投与や眼球周囲注射などを行っても混濁が完全に消失することはなく，この反応（の鈍さ）を確認することが本症を疑う根拠の1つとなる．
  - 網膜（下）病変は，病理組織学的には網膜色素上皮レベルから始まり，典型例では網膜色素上皮とBruch膜の間にリンパ腫細胞が徐々に浸潤し，拡大・肥厚していく．網膜組織内に浸潤を示すこともある．検眼鏡的には，初期は単発あるいは散在性のドルーゼンのような小さな黄白色の病巣として観察される．黄白色の小病巣は次第に拡大し，境界が比較的明瞭な斑状病巣を形成していく．拡大した病巣は眼底の広範囲に及ぶことがあり，検眼鏡的にも確認可能なほどの隆起を生じることがある．なお，この黄白色の病巣内にはしばしば茶色ないしは黒褐色調の多数の小色素斑がみられるのが特徴である．一定の大きさとなった網膜下の病巣は時間経過とともに自然に，あるいは何らかの治療によって縮小し，萎縮・瘢痕化していく．
  - 前房症状，すなわち前房内への細胞の浸潤は，初発時には顕著ではないことが多いが，再発時にはしばしば棘状あるいは粗い網目状の角膜後面沈着物を伴った前房内の細胞浸潤がみられる．
  - 黄白色の網膜（下）病変は，後天性眼トキソプラズマ症との鑑別を要することがある．
  - 頻度は高くないが，眼底の黄白色病変に網膜出血を伴うことがあり，サイトメガロウイルス網膜炎やBehçet病などとの鑑別を要する．網膜血管炎を思わせる白鞘形成がみられることもある．また，リンパ腫細胞が視神経乳頭およびその周囲に浸潤すると，乳頭の発赤・腫脹とともに，乳頭周囲に滲出性変化を生じる．滲出性変化が高度となると，網膜剥離をきたす．
  - いずれの病型であっても，臨床所見と経過から眼内リンパ腫の可能性を疑うことが診断への第一歩となる．発症早期には非感染性ぶどう膜炎の診断のもと，ステロイドの局所ならびに全身投与が行われることは少なくないが，治療に対する反応が乏しく，さらに年齢が60歳以上の場合には本症の可能性を念頭に置き，硝子体生検（細胞診）やサイトカインの測定（IL-10，IL-6）などの診断確定目的の検査を行う．

- 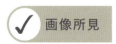 画像所見
  - FAでは浸潤したリンパ腫細胞が網膜色素上皮や周囲組織へ及ぼす影響に応じてさまざまな所見を呈する．網膜色素上皮下病巣により脈絡膜背景蛍光がブロックされれば低蛍光を，色素上皮が萎縮すればwindow defectによる過蛍光をきたす．検眼鏡的に明らかな異常所見が確認できなくても，蛍光眼底撮影で低蛍光や過蛍光を呈することが多い．
  - 同様の理由により，眼底自発蛍光では異型リンパ球の網膜色素上皮への浸潤により顆粒状の低蛍光を示すため，微細な病巣を発症早期の段階で，あるいは再発後の早い段階で確認

することができる．
- OCT では，初期には網膜色素上皮における不整な疣状の変化を，ある程度進行した場合には網膜色素上皮と Bruch 膜の間に生じる異型リンパ球の蓄積を示す所見などを確認することができる．

- 中枢神経系リンパ腫など，他臓器病変との兼ね合いもあるが，基本的には硝子体混濁型，網膜（下）浸潤型のいずれも，診断が確定次第，治療を開始することになる．眼部へ 30 Gy 程度の放射線照射を行うか，プロトコールに沿ってメトトレキサート（MTX）の硝子体内注射を定期的に行う．これらの治療は一般にすみやかに奏効し，特に網膜（下）浸潤型では，その効果を検眼鏡的に確認することができる．硝子体混濁に対して診断目的の硝子体切除術を行った場合は，それのみで視機能の改善が得られることも多い．
- 一方，これらの治療を行ったとしても中枢神経系におけるリンパ腫の発生を防ぐことはできない．眼病変のみの段階で中枢神経系リンパ腫に対する治療に準じた全身化学療法などを行うことの是非については議論が分かれ，治療の選択については視機能の状態や年齢，治療に伴う副作用を考慮しながら症例ごとに検討して行われることが多い．
- 本疾患のマネージメントで最も重要なことは，中枢神経系をはじめとする他臓器病変（リンパ腫）の早期発見と治療であり，そのためには対応可能な診療科と連携して定期的な頭部造影 MRI などの画像診断検査を行いながらフォローしていくことが求められる．

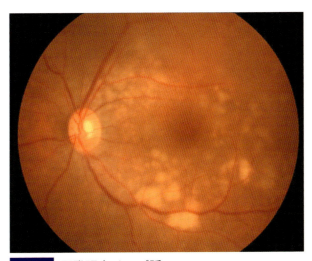

症例 1 原発眼内リンパ腫
- 眼底後極部の網膜深層に散在する，大小不同で黄白色を呈する斑状病巣

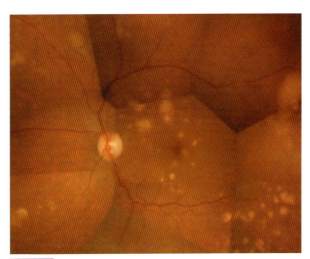

症例 2 原発眼内リンパ腫
- 眼底の広範囲にわたる，大小不同で黄白色を呈する点状・斑状病巣

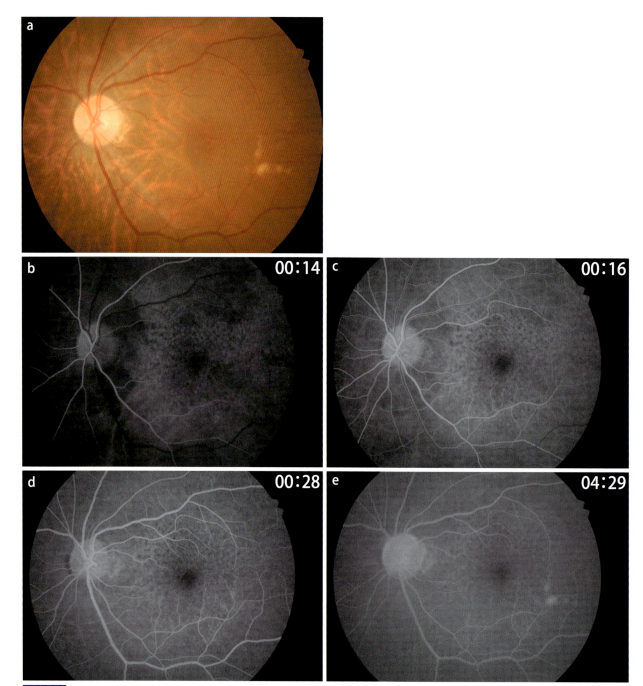

症例3 原発眼内リンパ腫

a：黄斑の耳側にドルーゼンのような黄白色の病巣がみられる．

b〜e：FA所見．黄斑耳側の黄白色病巣は，造影後期に斑状過蛍光を呈している（e）．それ以外にも造影早期から眼底後極部に顆粒状の低蛍光が散在し（c, d），すでに網膜色素上皮レベルで広範囲に何らかの病的変化を生じていることがうかがえる．

（つづく）

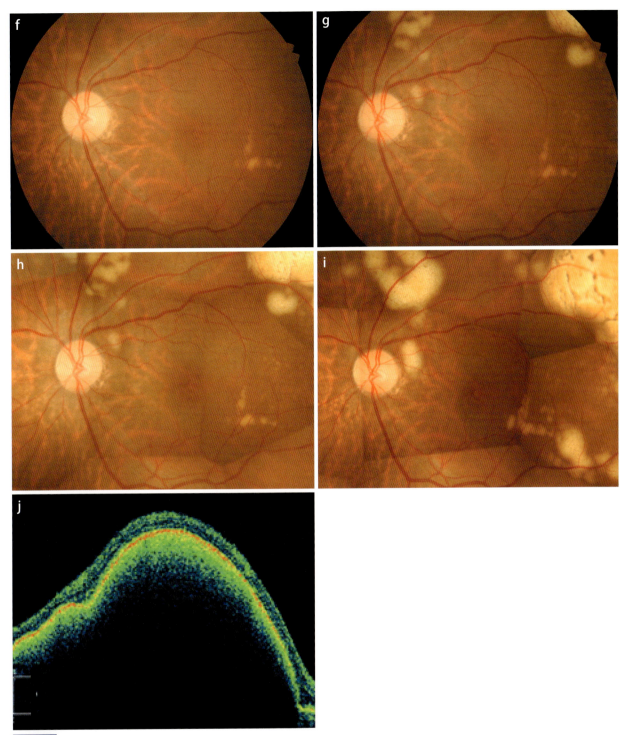

症例3（つづき）

f〜i：新たな病巣の出現と，それらの癒合・拡大．経時的変化．
　f：初診時，g：101日後，h：107日後，i：146日後．
j：OCT所見．黄白色病巣に一致して網膜色素上皮が隆起している．病巣は網膜色素上皮よりも下方に存在していることがわかる．

原発眼内リンパ腫　173

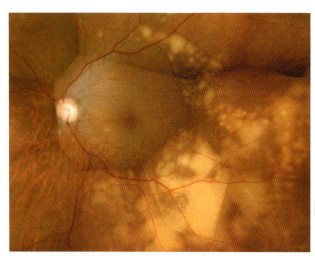

症例4 原発眼内リンパ腫
- 点状・斑状の黄白色病巣に加え，癒合・拡大した病巣がみられる

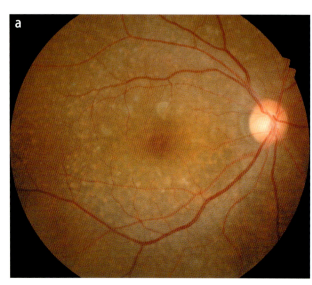
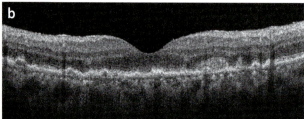

症例5 原発眼内リンパ腫

a：眼底後極部の網膜深層レベルに広がる，ドルーゼン様の黄白色病巣．
b：OCT所見．眼底所見に一致して，網膜色素上皮（下）に疣状の隆起が多発している．

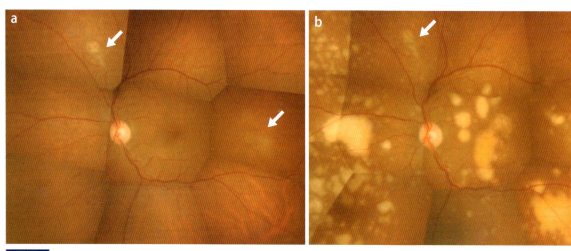

症例6 原発眼内リンパ腫

a：滲出病変を思わせる境界不明瞭な淡い病巣が2か所で観察される（矢印）．
b：1か月後．多数の斑状病巣が出現し，癒合・拡大している．矢印は初診時に病巣がみられた部分．

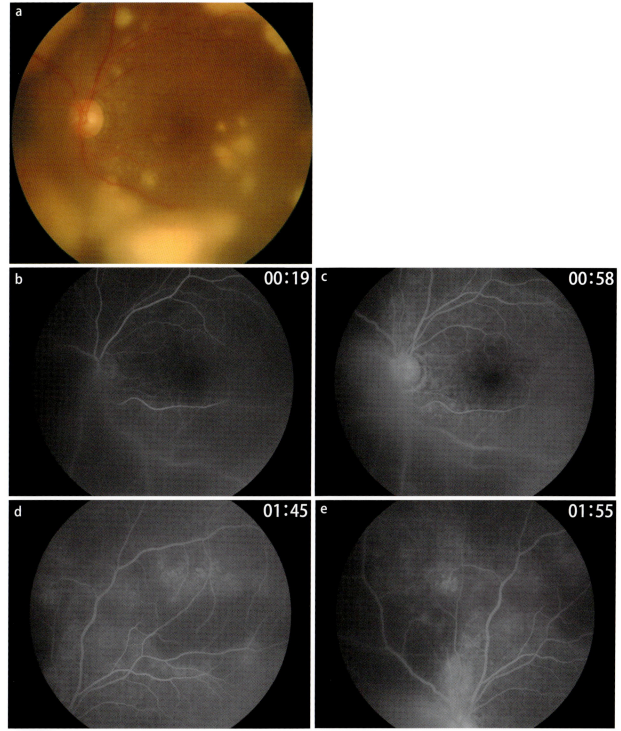

症例7 原発眼内リンパ腫

a：濃厚でやや隆起を伴った黄色調の病巣．硝子体混濁を伴っている．
b〜e：FA所見．病巣内には過蛍光を呈する部分と，低蛍光を呈する領域が混在している．

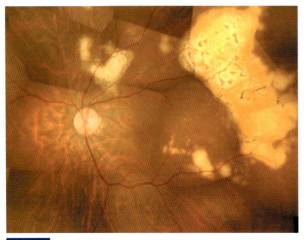

症例 8　原発眼内リンパ腫
- 広範囲にわたる網膜下の境界明瞭な黄色病巣
- 病巣内には顆粒状・斑状・帯状を呈する茶褐色の色素がみられる

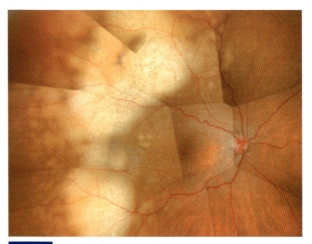

症例 9　原発眼内リンパ腫
- 広範囲に及ぶ白色調の癒合した網膜下病巣
- 病巣内には茶褐色の顆粒状色素が観察される
- 網膜静脈のわずかな拡張と蛇行も生じている

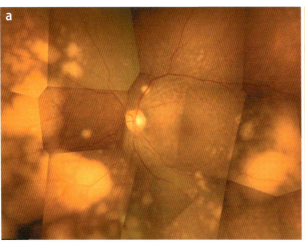
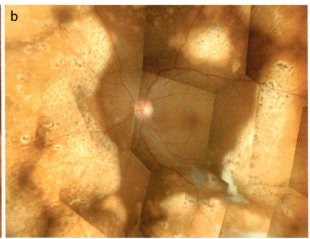

症例 10　原発眼内リンパ腫
a：初診時から眼底の広範囲に観察された黄色調の網膜下病巣．
b：2か月後．病巣はさらに癒合・拡大し，広範囲に及んでいる．本症に特徴的な茶褐色の顆粒状色素が多数，観察される．

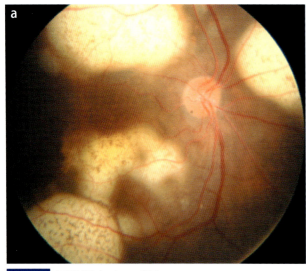
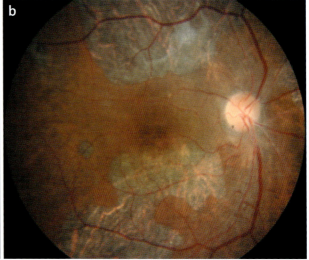

症例 11　原発眼内リンパ腫
a：黄白色の網膜下病巣内に，茶褐色の顆粒状色素が観察される．
b：放射線治療後．病巣に一致した部分に高度な萎縮を生じ，同部位では脈絡膜血管が透見される．

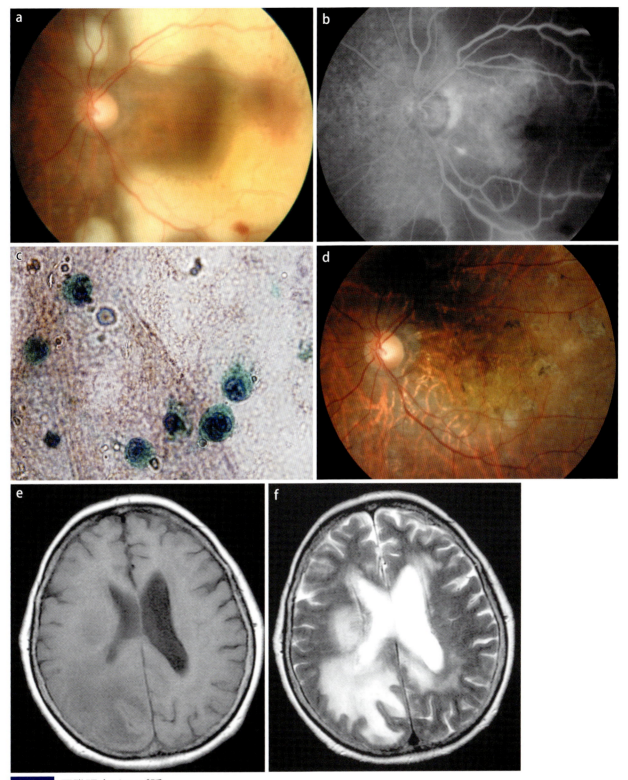

症例12　原発眼内リンパ腫

a：黄斑を取り巻くように癒合した，眼底後極部に広がる濃厚な網膜下病巣．
b：FA所見．黄白色の病巣に一致した低蛍光領域がみられる．鼻側には顆粒状の過蛍光がみられる．
c：硝子体を用いた細胞診．N/Cの高い異型リンパ球が検出された（パパニコロー染色）．
d：放射線療法と，その後の再発に対するMTX硝子体内注射による治療後．網脈絡膜の著しい萎縮がみられる．
e，f：眼科初診から8か月後の頭部MRI所見．眼病変は落ち着いていたが，中枢視神経系リンパ腫が出現した．
　e：T1強調画像，f：T2強調画像．

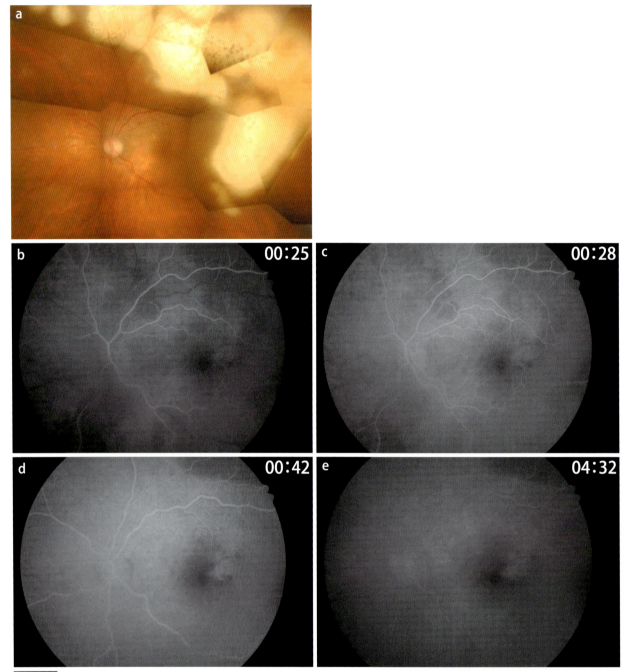

症例13　原発眼内リンパ腫

a：隆起を伴った広範囲にわたる癒合した網膜下病巣．黄斑部にも淡い色調の変化がみられ，病変が及んでいることがうかがえる．

b～e：FA所見．網膜循環の遅延とともに，黄斑の耳側には window defect による過蛍光がみられる．それ以外は眼底後極部の異常所見は顕著ではない．

（つづく）

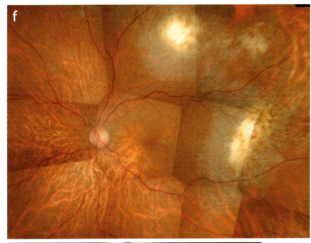
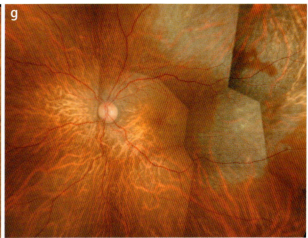
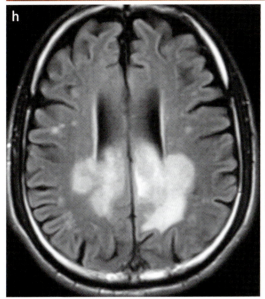

症例 13（つづき）

f：放射線治療終了直後．黄白色の病巣はごく一部を残して消失し，萎縮・瘢痕化している．
g：放射線治療から 3 か月後．活動性の病巣は完全に消失している．
h：1 年後の頭部造影 MRI 所見．眼病変の再発はみられないが，中枢神経系リンパ腫を生じた．

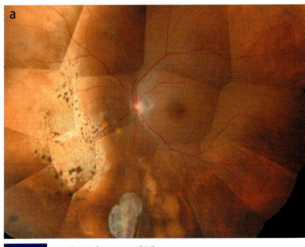
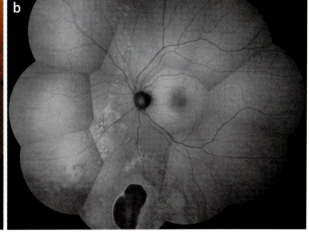

症例 14 原発眼内リンパ腫

a：未治療にもかかわらず，初診の段階ですでに網膜病巣の一部に萎縮を生じていた症例．
b：FAF 所見．病巣の辺縁に沿って過蛍光領域がみられる．下方の萎縮病巣は網膜色素上皮の障害を反映して境界明瞭な低蛍光となっている．

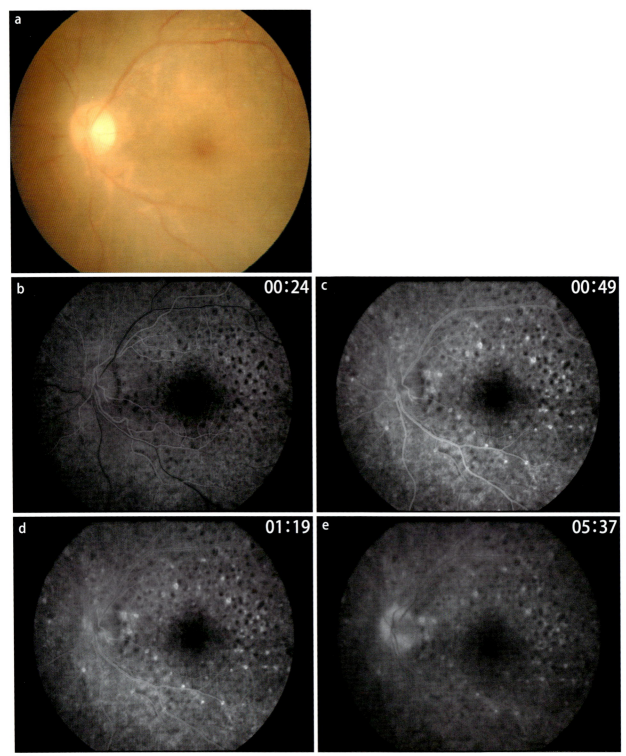

症例15 原発眼内リンパ腫

a：硝子体混濁のため，眼底の詳細な所見は不明である．
b～e：FA所見．検眼鏡的には網膜病変は判然としなかったが，FAでは眼底後極部の点状過蛍光と低蛍光を呈する異常所見が検出された．網膜色素上皮レベルでの初期変化をとらえているものと思われる．

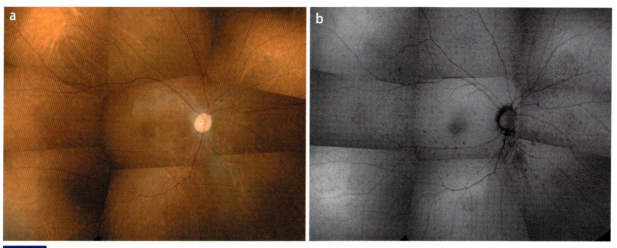

症例 16 原発眼内リンパ腫

a：小さく淡い黄白色の顆粒状変化が，眼底の広範囲にわたって観察される．
b：FAF 所見．検眼鏡的所見に一致して，眼底の広範囲にわたって顆粒状の低蛍光がみられる．網膜色素上皮における病初期の変化をとらえている．

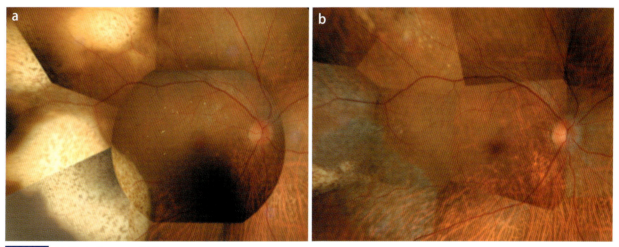

症例 17 原発眼内リンパ腫

a：茶褐色の顆粒状色素を含んだ典型的な眼底所見．
b：初診から 3 か月後．未治療にもかかわらず，眼底にみられた黄白色の大きな病巣はほぼ消失した．

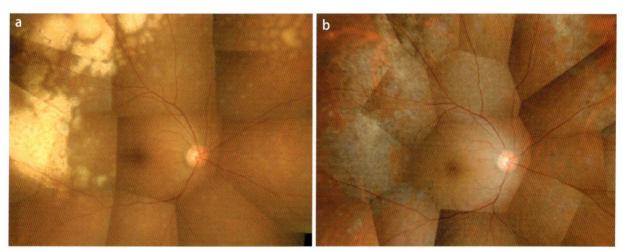

症例 18 原発眼内リンパ腫

a：顆粒状の色素性変化を伴った，典型的な黄白色の網膜下浸潤病巣がみられる．
b：放射線治療後．眼底病変はすべて萎縮・瘢痕化している．

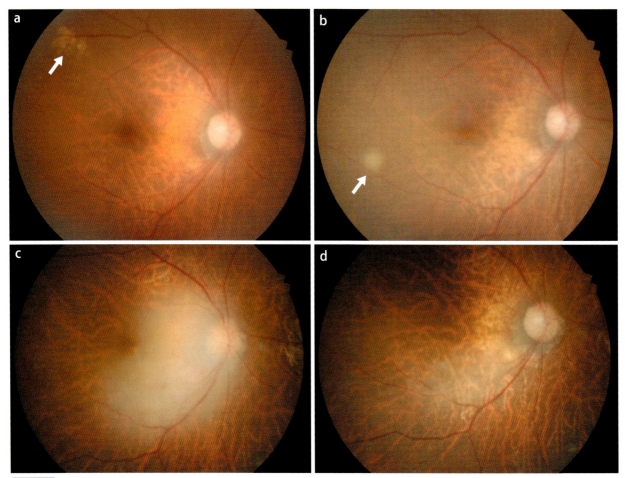

症例 19 原発眼内リンパ腫

a：初診時には黄斑の上耳側にわずかな網膜下病変を認めるのみであった（矢印）．
b：MTX 硝子体内注射により病巣はすみやかに消失したが，その後，黄斑の下耳側に新たな病巣が出現した（矢印）．
c：初診から 4 年後，視神経乳頭から黄斑にかけて再発病巣がみられた．
d：病巣は MTX の硝子体内注射によって再び消退していった．

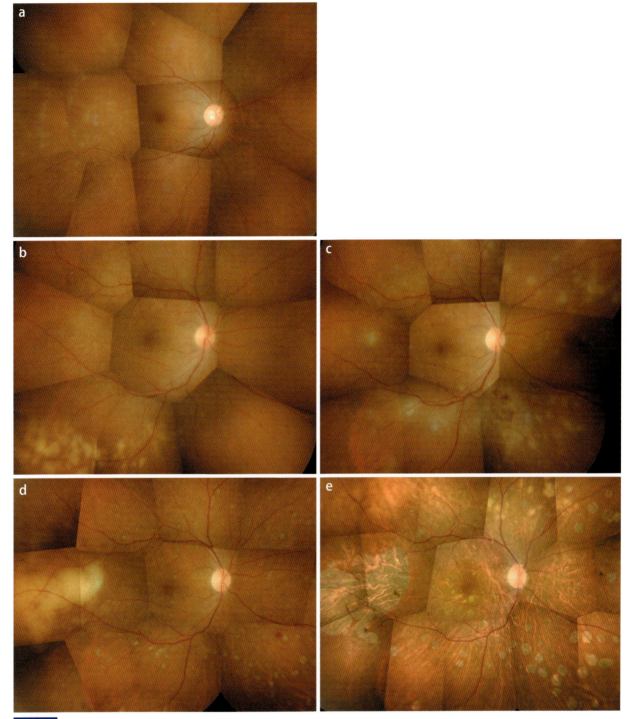

症例20 原発眼内リンパ腫

a：眼底の広範囲にわたって淡い斑状の病巣が散在している．MTXの硝子体内注射により病巣はすみやかに消失した．
b〜e：その後の経過．眼底下方に再発病巣を形成したため(b)，再びMTXによる局所療法を行った．治療による鎮静化ののち，二度目の再発をきたしたため(c)，改めて局所注射を行った．その後，眼底耳側に癒合した黄白色の病巣を生じた．MTX硝子体内注射により病巣は瘢痕化していったが，その後も再発を繰り返した(d)．耳側の大きな瘢痕化とともに，光凝固斑様の瘢痕病巣が広範囲に観察される(e)．これらの眼病変とともに，中枢神経系リンパ腫も再発を繰り返したが，治療によってそのつど軽快した．

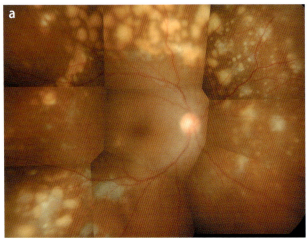
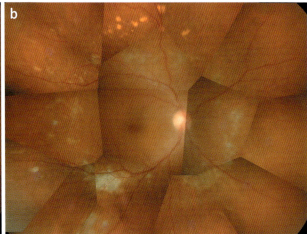
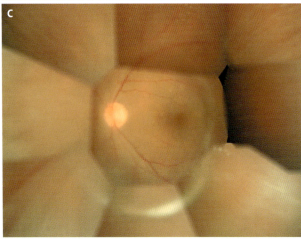

症例21 原発眼内リンパ腫

a：眼底の広範囲に散在する典型的な網膜下浸潤病巣．下方にはすでに萎縮・瘢痕化をきたした病巣もみられる．
b：放射線治療後．眼底上方のごく一部を除き，病巣はほぼ瘢痕化している．
c：僚眼における再発時．眼底後極部から周辺に向かって放射状に広がる，帯状の硝子体混濁を呈している．観察しうる範囲内では，眼底には異常所見はみられない．

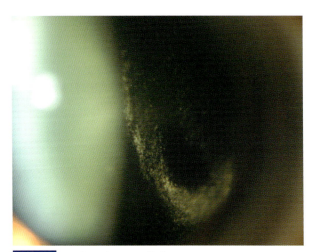

症例22 原発眼内リンパ腫

- 前部硝子体中に観察される，帯状に連なる細胞の集塊

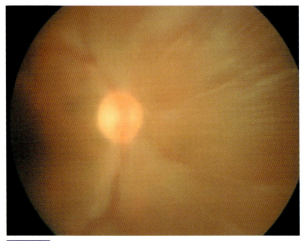

症例23 原発眼内リンパ腫

- 眼底後極部に放射状に広がる，帯状の硝子体混濁
- 眼球運動とともにユラユラと動く混濁は，オーロラを彷彿とさせる

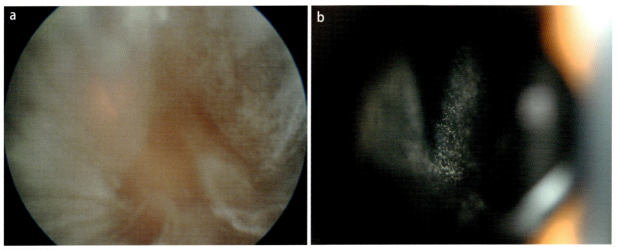

症例24 原発眼内リンパ腫

a：濃淡のある帯状，ベール状の硝子体混濁（いわゆるオーロラ様混濁）．濃厚な混濁にもかかわらず，矯正視力は良好である．

b：細隙灯顕微鏡所見．前部硝子体にはぶどう膜炎の際にみられる炎症細胞よりも，やや大きな細胞が帯状に連なる様子が観察される．

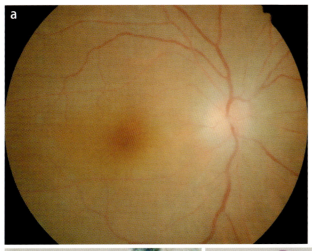

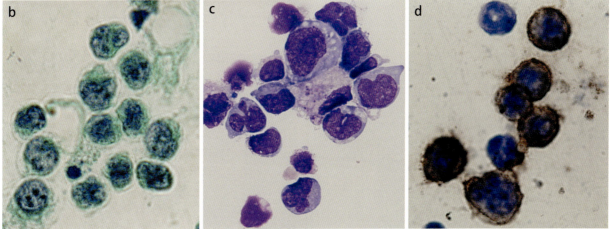

症例25 原発眼内リンパ腫

a：軽度のびまん性硝子体混濁のため眼底は鮮明には観察できない．視神経乳頭の辺縁が不明瞭で，耳側には網膜色素上皮レベルの変化により眼底の色調にムラがみられる．

b〜d：硝子体を用いた細胞診．パパニコロー染色（b）とギムザ染色（c）により検出されたN/Cの大きな異型リンパ球．CD20抗体による免疫染色が陽性である（d）．灌流液を流入させる前に硝子体を切除・回収し，遠心装置により得られた細胞沈渣に対して各種染色を行った結果である．

原発眼内リンパ腫　185

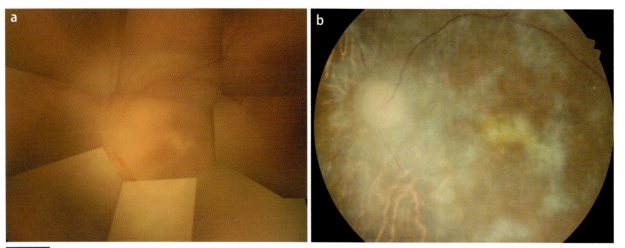

症例26 原発眼内リンパ腫

a：濃厚な硝子体混濁のため，眼底の詳細は不明であるが，視神経乳頭周囲に濃厚な滲出性病変の存在がうかがえる．網膜静脈の拡張もみられる．

b：放射線治療後．著しい網脈絡膜萎縮がみられる．視神経乳頭は蒼白化しているが，これは放射線の副作用よりもリンパ腫による視神経障害と考えられる．

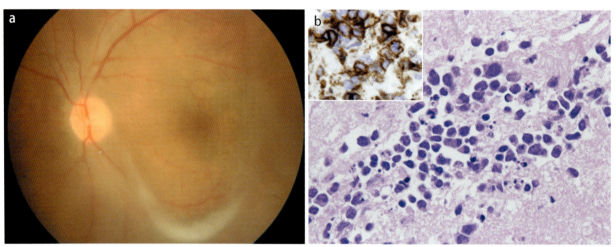

症例27 原発眼内リンパ腫

a：視神経乳頭からアーケード血管に沿うように伸びる，帯状で濃厚な硝子体混濁．

b：硝子体を用いた細胞診．異型性の強い細胞がみられる．個々の細胞は免疫組織化学染色によって抗CD20抗体に陽性であることが確認される（左上）．

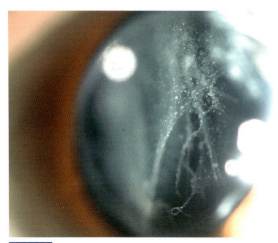

症例28 原発眼内リンパ腫

・前部硝子体に絡みつくようにみられる大型の細胞

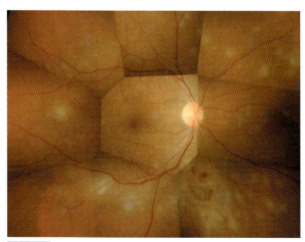

症例29 原発眼内リンパ腫

・散在する淡い網膜下浸潤病巣とともに，視神経乳頭の下方にはわずかに出血がみられる

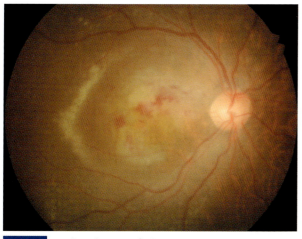

症例30 原発眼内リンパ腫
- 黄斑を含む眼底後極部に出血を伴った浸潤病巣がみられる
- Behçet病の炎症発作期の眼底所見に類似しており，鑑別を要する

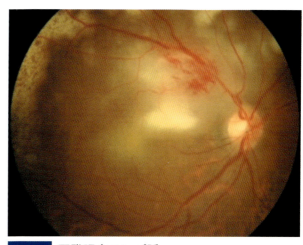

症例31 原発眼内リンパ腫
- 黄斑を含む眼底後極部から上方にかけて，濃厚な網膜下浸潤病巣と出血がみられる
- Behçet病やサイトメガロウイルス網膜炎などとの鑑別を要するが，上耳側には本症に特徴的な病巣内の顆粒状色素がみられる

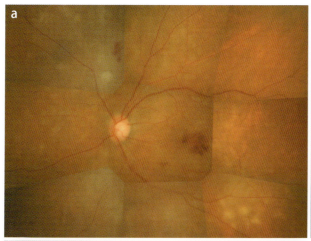

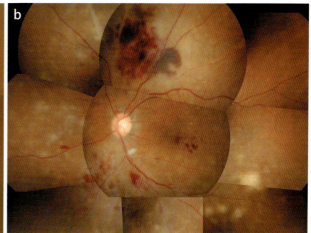

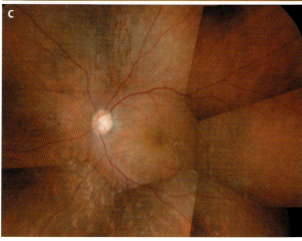

症例32 原発眼内リンパ腫

a：広範囲に散在する淡い浸潤病巣とともに，黄斑部を含む網膜出血がみられる．MTXの硝子体内注射によりこれらはすみやかに消失した．

b：再発時．新たな網膜下病巣とともに，初発時よりも激しい出血をきたしている．

c：寛解期．眼内リンパ腫はMTXの硝子体内注射により再び鎮静化したが，その後，小腸・精巣・中枢神経系の3臓器にリンパ腫を生じた．

原発眼内リンパ腫　187

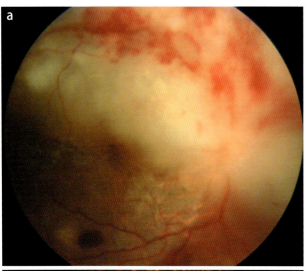
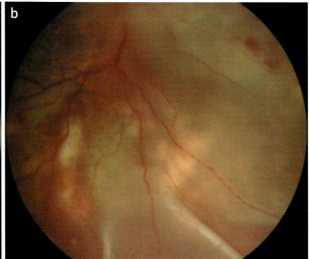
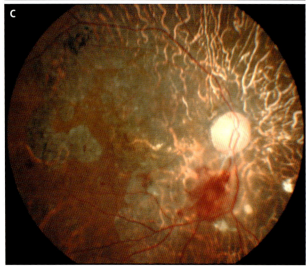

症例33 原発眼内リンパ腫

a：一見，サイトメガロウイルス網膜炎を思わせる，出血を伴った濃厚な網膜浸潤病巣．
b：眼底下方には滲出性網膜剥離を生じている．
c：MTX硝子体内注射による治療後．視神経乳頭周囲に著しい網脈絡膜萎縮を生じている．本症例はその後，精巣にもリンパ腫を生じた．

> **ひとり言**
>
> ### 悩ましい原発眼内リンパ腫の鑑別疾患
>
> "仮面症候群"の異名からもわかるように，原発眼内リンパ腫はほかの疾患，特に網膜ぶどう膜炎との鑑別を要する．硝子体混濁のみをきたす症例では，検眼鏡的にはぶどう膜炎との鑑別はまず不可能である．また，網膜下に黄白色の浸潤病巣を形成する場合，最も鑑別を要するのは後天性眼トキソプラズマ症である．その理由であるが，まず，病期によっては両者の眼底所見が似ている場合があること，進行速度（病変の拡大速度）も緩徐で似ていること，さらにステロイドの全身投与に微妙に反応するような，しないようなといった，何ともいえない共通点があるためである．
>
> そして，これまで何度となく悩まされてきた問題点の1つが，血清中の抗トキソプラズマ抗体が異常高値を示す眼内リンパ腫症例が存在する，という事実である．これは，たまたまトキソプラズマの不顕性感染者（抗体保有者）に眼内リンパ腫が発症した症例をみているだけなのか，それとも眼内リンパ腫症例の血清では何らかの理由によりトキソプラズマに対して交差反応を生じ，抗体測定に影響を及ぼしているのか，現状では理由はわからない．後者についてはほぼ否定的ではあるが，臨床所見が似ている両疾患だけに，誤診される可能性は十分にあるので注意を要する．
>
> なお，これとは全く反対に，後天性眼トキソプラズマ症が眼内リンパ腫と誤診されているケースも散見されるので，双方の視点から診断を考えていく必要がある．

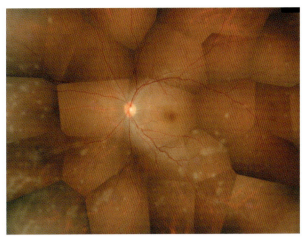

症例34 原発眼内リンパ腫

- 斑状の網膜浸潤病巣と，動静脈に沿った血管炎を思わせる白鞘がみられる

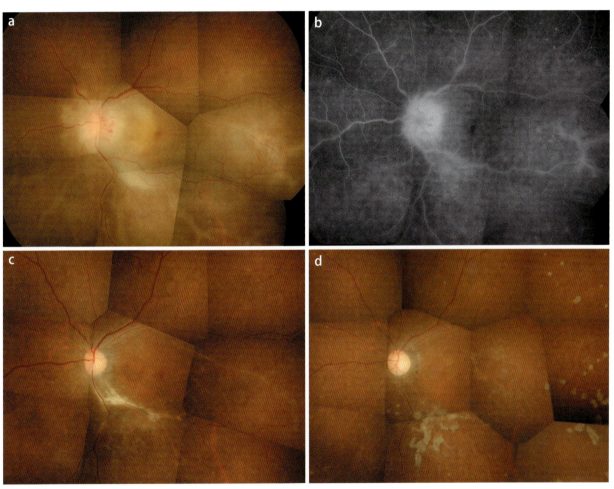

症例35 原発眼内リンパ腫

a：視神経乳頭を中心とした浸潤病巣と，広範囲にみられる網膜血管炎様の白鞘形成．
b：FA所見．視神経乳頭の著しい過蛍光と，網膜血管に沿った蛍光色素の染色による過蛍光がみられる．
c：MTX硝子体内注射および放射線治療後．視神経乳頭ははっきりと観察されるようになり，網膜血管の白鞘も減少した．
d：その後の経過．本症例はその後も何度となく再発を繰り返したが，そのつどMTX硝子体内注射を行い，良好な反応を示した．網膜血管に沿った瘢痕と散在する円形瘢痕病巣がみられる．

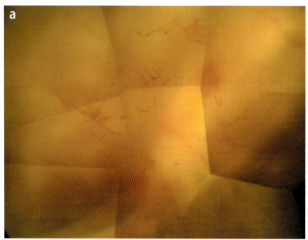
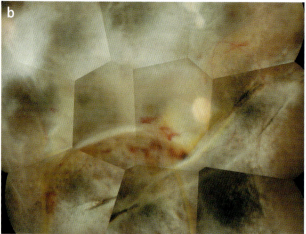
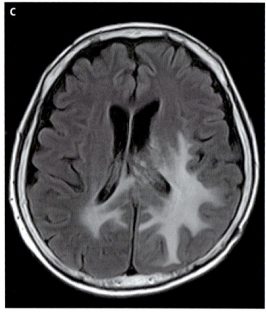

症例36 原発眼内リンパ腫

a：視神経乳頭も同定不可能なほど著しい滲出性網膜剝離を生じていた症例．血清中の抗トキソプラズマ抗体が異常高値を示したために診断と治療が遅れ，すでに光覚なしの状態で紹介となった．眼内リンパ腫は後天性眼トキソプラズマ症に似た眼底所見を呈することがあるとともに，一定の割合で抗トキソプラズマ抗体陽性例がみられるので，診断に際しては十分注意を要する．

b：硝子体手術による診断確定と網膜復位を行ったあとの眼底．視神経乳頭は同定可能となったが萎縮が進行し，網膜も広範囲にわたって変性・線維化をきたしている．

c：眼科初診から3年半後に中枢神経系リンパ腫を発症した．

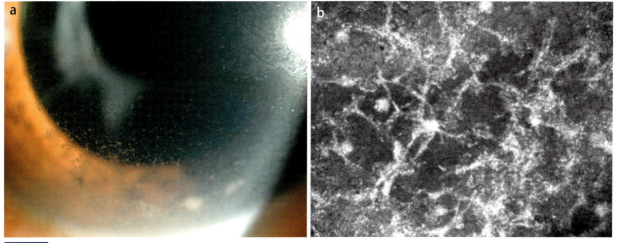

症例 37 原発眼内リンパ腫

a：再発時にみられた角膜後面沈着物．個々の沈着物から棘状あるいはヒトデ状の突起が伸びており，網目状に連なっているようにみえる．

b：共焦点顕微鏡所見．個々の沈着物から伸びる網状の突起がより鮮明に観察される．

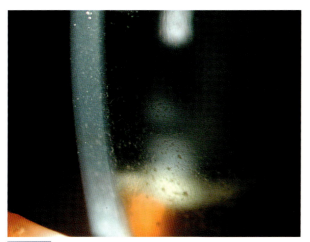

症例 38 原発眼内リンパ腫

- 再発時にみられた，やや汚い印象の不規則な角膜後面沈着物

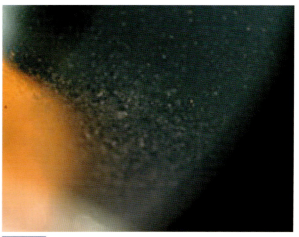

症例 39 原発眼内リンパ腫

- 再発時にみられた，粗糙な印象の角膜後面沈着物

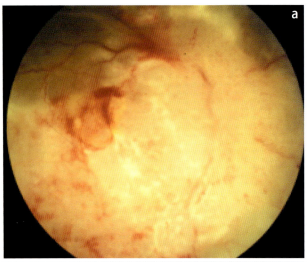
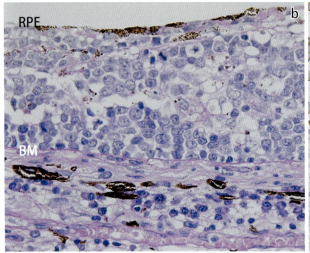
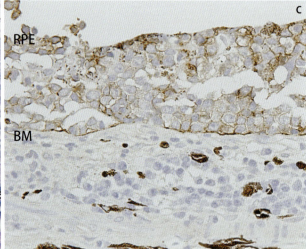

症例40　原発眼内リンパ腫

a：診断が遅れ，視神経乳頭周囲に著しい浸潤病巣をきたした症例．その後，血管新生緑内障を生じて光覚を消失，眼痛が持続したためやむなく眼球摘出に至った．

b, c：摘出眼球の病理組織所見．HE染色では萎縮し，扁平化した網膜色素上皮（RPE）とBruch膜（BM）の間に，大型で異型性に富むリンパ球が密に浸潤している（b）．抗CD20抗体による免疫染色では，異型リンパ球に一致して陽性所見がみられる．Bruch膜（BM）より下の脈絡膜には，反応性に浸潤したと考えられる炎症細胞の浸潤がみられる．

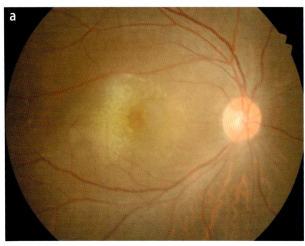
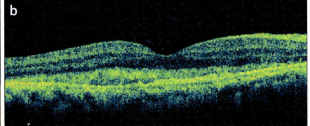

症例41　原発眼内リンパ腫

a：黄斑部に境界不明瞭な，一見，卵黄様の病巣がみられる．

b：OCT所見．眼底所見に一致して，網膜色素上皮の上に層状の病巣がみられる．本症は中枢神経系リンパ腫に引き続いて発症した症例であるが，眼底所見は既報にあるparaneoplastic vitelliform maculopathyに相当する．

192　眼内リンパ腫

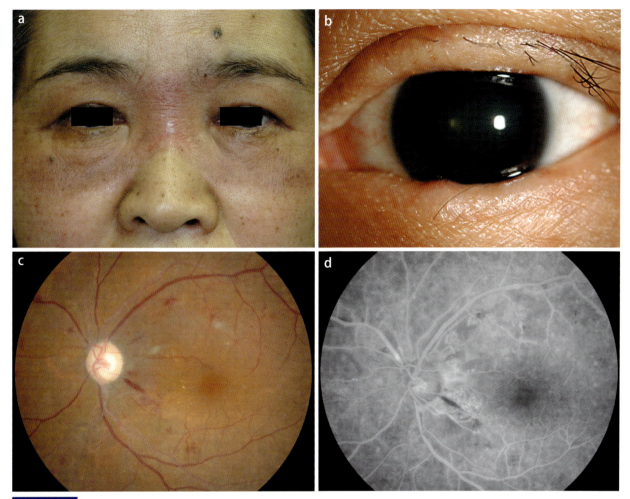

参考所見 1 眼部放射線治療の副作用

a, b：早期にみられる一過性の皮膚炎（a）と，睫毛の脱落および遷延するマイボーム腺機能不全（b）．
c, d：放射線網膜症．出血と綿花様白斑がみられる（c）．FA所見では局所的に無血管野がみられる（d）．

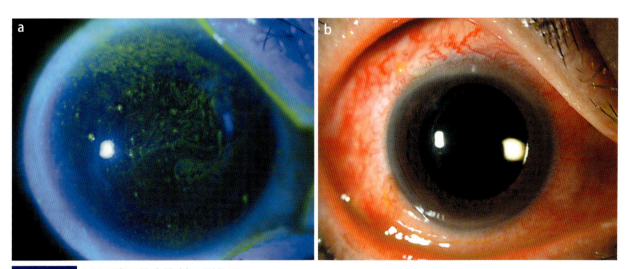

参考所見 2 MTX 硝子体内注射の副作用

角膜上皮障害については，注射後に強膜刺入部を綿棒などで圧迫して薬液の漏出を防ぐことと，直ちに洗眼を行うことである程度予防可能である．
a：MTX による角膜上皮障害．
b：虹彩炎および強膜炎．

原発眼内リンパ腫

鑑別疾患

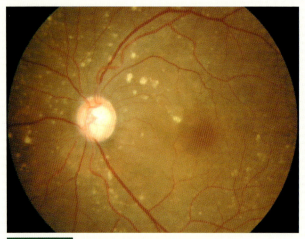

鑑別疾患1　ドルーゼン
- 眼内リンパ腫の初期病変と異なり，ドルーゼンではサイズに変化はみられない

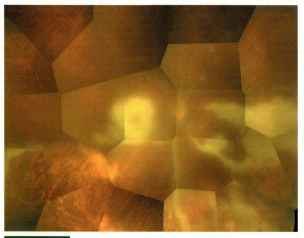

鑑別疾患2　後天性眼トキソプラズマ症
- 診断と治療が遅れた場合，広範囲な網膜壊死をきたし，眼内リンパ腫に類似した眼底所見を呈することがある

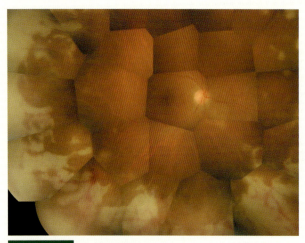

鑑別疾患3　急性網膜壊死（桐沢型ぶどう膜炎）
- その病名のとおり，本症は急激に網膜滲出性変化と壊死が進行する疾患である．眼内リンパ腫の進行はこれほど速くはない
- 本症の多くは眼底周辺部の病巣が全周性にみられる点が，眼内リンパ腫と異なる

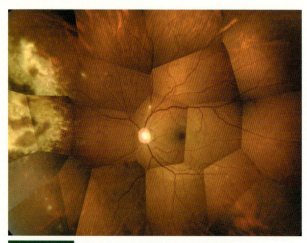

鑑別疾患4　サイトメガロウイルス網膜炎
- 本症にみられる網膜滲出斑および壊死病巣には出血を伴うことが多いが，この症例のように全く出血がみられないこともある
- 眼内リンパ腫に特徴的な病巣内の色素はみられない

眼内リンパ腫

続発眼内リンパ腫
secondary intraocular lymphoma

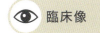 臨床像
- 続発眼内リンパ腫とは，中枢神経系リンパ腫以外の全身のリンパ腫が先行して発症し，その経過中に眼内にリンパ腫を生じてきた場合の病態を表す病名である．
- 眼所見は多彩で，前房内の細胞浸潤，偽前房蓄膿，虹彩の形成腫瘤などの前眼部病変のほか，網膜（下）浸潤病巣，硝子体混濁など，原発眼内リンパ腫（☞170頁）とほぼ同様の所見をきたすことがある．
- いずれの病型であれ，臨床所見ならびに臨床経過から眼内リンパ腫の可能性を疑うことが診断への第一歩となるが，全身性のリンパ腫の既往があり，その寛解期や全身の再燃時に発症するので，診断と治療には病歴の把握と当該診療科（血液内科など）との連携が重要になってくる．発症早期には非感染性ぶどう膜炎の診断のもと，ステロイドによる治療が行われることも考えられるが，ステロイド投与に対する反応が乏しいことを確認することも重要である．
- 原発眼内リンパ腫と異なり，必ずしも全例で眼内液や眼内組織を用いた診断が必要とも限らないが，確信がもてない場合や確実な診断のためには同様のアプローチが必要となる．

 治療
- 続発眼内リンパ腫では，まずは先行する全身のリンパ腫に対する化学療法が優先されることが多い．ただし，その効果が不十分な場合や，病変が眼内のみに限られている場合には原発眼内リンパ腫の場合と同様，眼部への局所放射線療法やMTXを中心とした局所化学療法が行われる．

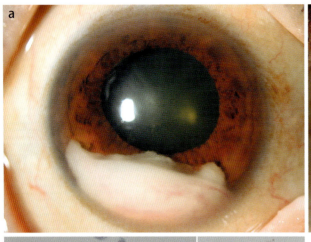
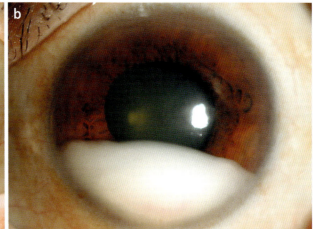
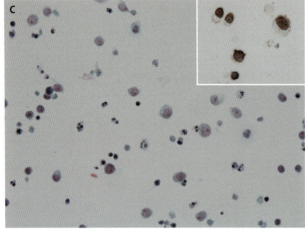

症例1 続発眼内リンパ腫

a：右眼にみられた偽前房蓄膿．水平なニボーを形成しておらず，白色で硬い印象である．
b：右眼と同様，左眼にも水平なニボーを示さない偽前房蓄膿がみられる．
c：前房水を用いた細胞診（パパニコロー染色）．大型の異型リンパ球がみられ，免疫染色ではCD20陽性であり，B細胞由来であることがわかる（右上）．眼外のびまん性大細胞型リンパ腫の再燃時に生じた眼内浸潤である．

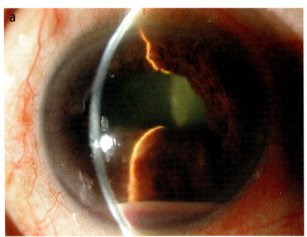
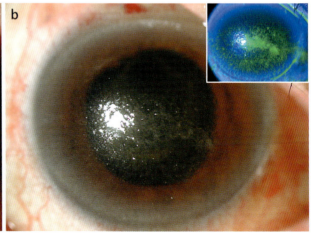

症例2 続発眼内リンパ腫

a：虹彩が4〜8時方向にかけて前房側に突出している．出血を含んだ偽前房蓄膿もみられる．
b：放射線治療後．虹彩の隆起と偽前房蓄膿は消失しているが，放射線治療の副作用による角膜上皮障害を生じている（右上）．

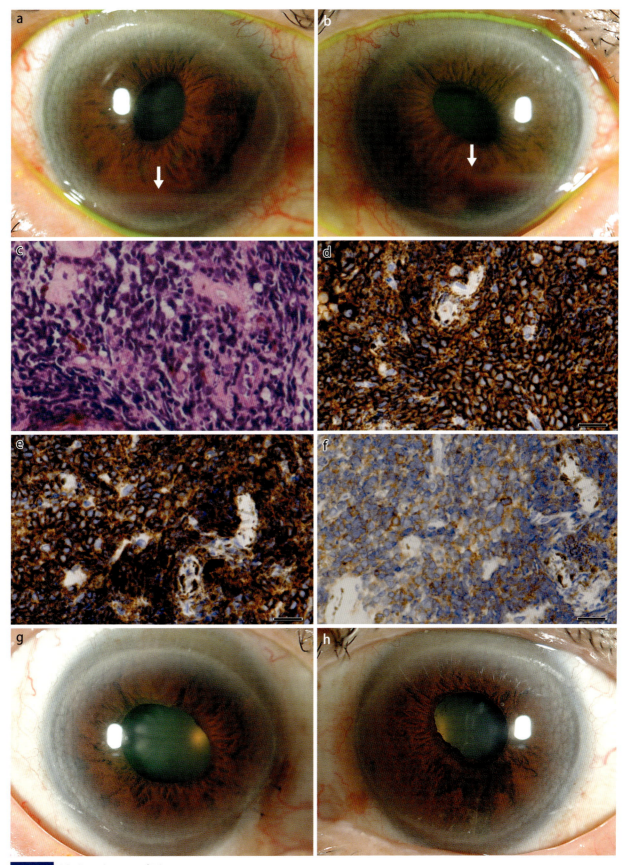

> **症例3** 続発眼内リンパ腫
>
> a：右眼の虹彩が広範囲に肥厚し，前房側に膨隆している．出血を伴った偽前房蓄膿もみられる（矢印）．
> b：右眼と同様，左眼も虹彩の肥厚・膨隆と出血を伴った偽前房蓄膿がみられる（矢印）．両眼とも虹彩後癒着による膨隆虹彩の状態を呈している．
> c〜f：虹彩生検による病理組織像．HE 染色では採取手技に伴うアーチファクトのため正確な評価が難しいが，大型のリンパ球が密に増殖し（c），免疫染色では CD20 陽性（d），CD79 陽性（e）で，CD5 もわずかに陽性である（f）．眼外のびまん性大細胞型リンパ腫の寛解期に生じたリンパ腫の虹彩浸潤である．
> g, h：全身化学療法後．虹彩の隆起と偽前房蓄膿は消失した．

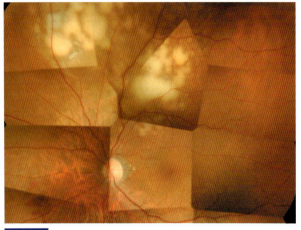

症例4 続発眼内リンパ腫
- 原発眼内リンパ腫と同様，眼底上方の網膜色素上皮下に黄白色の病巣が観察される

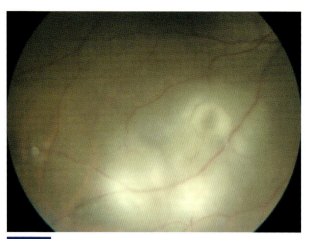

症例5 続発眼内リンパ腫
- 眼底下方の網膜下から網膜内に及ぶ白色の病巣

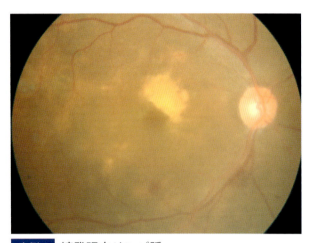

症例6 続発眼内リンパ腫
- 眼底後極部の黄白色病巣と，その周囲の網膜に浮腫状の境界不明瞭な混濁病巣がみられる

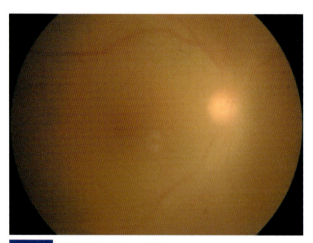

症例7 続発眼内リンパ腫
- びまん性の硝子体混濁
- 眼底に特徴的な所見は確認できず，この眼底所見のみでは診断は困難であるが，先行する全身のリンパ腫の既往と切除硝子体の検索により診断を確定することができる

白血病

白血病の眼内浸潤
intraocular involvement of leukemia

 臨床像

- 白血病の発症後，あるいは治療による寛解期，さらには寛解後の全身的な再発と時期を同じくして，眼内に白血病細胞の浸潤がみられ，さまざまな眼所見を呈することがある．多くは白血病の既往があり，病歴から診断の推定が可能であるが，ごくまれに眼症状が先行し，その後，白血病が明らかになることがある．
- 白血病の中でも急性リンパ性白血病(acute lymphocytic leukemia：ALL)が眼内浸潤をきたす頻度が高いが，急性または慢性骨髄性白血病(AML，CML)や慢性リンパ性白血病(CLL)，さらに成人T細胞白血病(ATL)などでも生じることがある．
- 臨床所見は多彩で，虹彩における腫瘤形成，偽前房蓄膿，前房出血や，後眼部では網膜や脈絡膜への白血病細胞の浸潤による肥厚，滲出，滲出性網膜剝離，出血などがみられる．Roth斑もしばしばみられる重要な所見である．中枢神経系への浸潤は視神経乳頭の浮腫や出血を生じ，視神経乳頭炎やうっ血乳頭などとの鑑別を要する．視神経乳頭への白血病細胞の著しい浸潤は，網膜中心動脈閉塞をきたすことがある．

 治療

- 白血病に対する全身的な治療，すなわち化学療法が基本となるが，視神経乳頭浸潤などにより急激な視機能の低下をきたしている場合には，不可逆的な視機能障害を防ぐ目的で局所放射線療法やMTXの髄腔内注射などが行われる．これらの治療に反応することが多いが，再発を繰り返し，視機能の回復が困難なこともある．

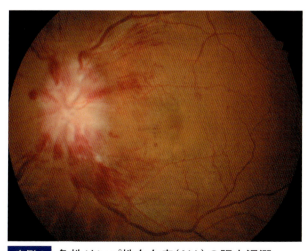

症例1 急性リンパ性白血病(ALL)の眼内浸潤
- 視神経乳頭は浮腫状に腫脹し，放射状に広がる出血を伴っている
- 網膜静脈の拡張もみられる

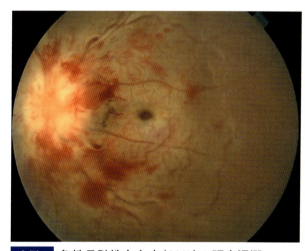

症例2 急性骨髄性白血病(AML)の眼内浸潤
- 視神経浸潤による乳頭の腫脹と出血のほか，網膜中心動脈閉塞によるcherry red spotを生じている
- 寛解期における眼内浸潤であったが，眼科初診の段階ですでに光覚なしの状態であった

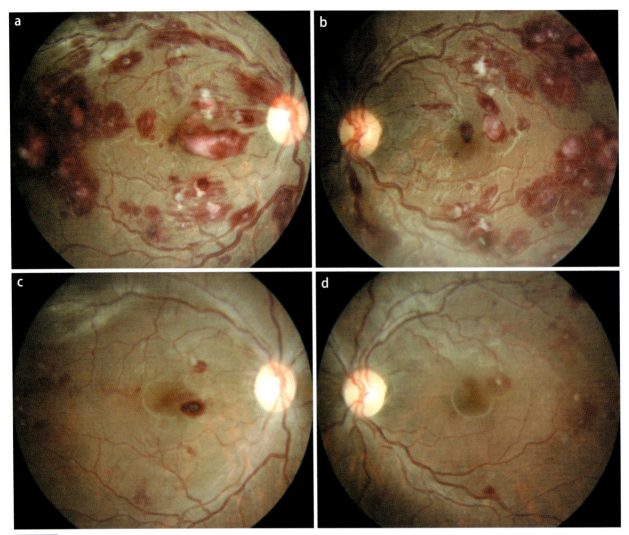

症例3 急性リンパ性白血病(ALL)の眼内浸潤

a：火焔状の網膜出血と，随所にRoth斑がみられる(右眼)．網膜静脈の拡張・蛇行が著しい．
b：左眼にも右眼とほぼ同様の所見がみられる．両眼とも視神経乳頭はわずかに蒼白気味である．
c：ALLに対する全身化学療法後(右眼)．斑状の網膜出血が残存しているが，眼底所見の著しい改善がみられる．
d：ALLに対する全身化学療法後(左眼)．網膜血管の拡張・蛇行はみられるが，右眼と同様，眼底所見は改善している．

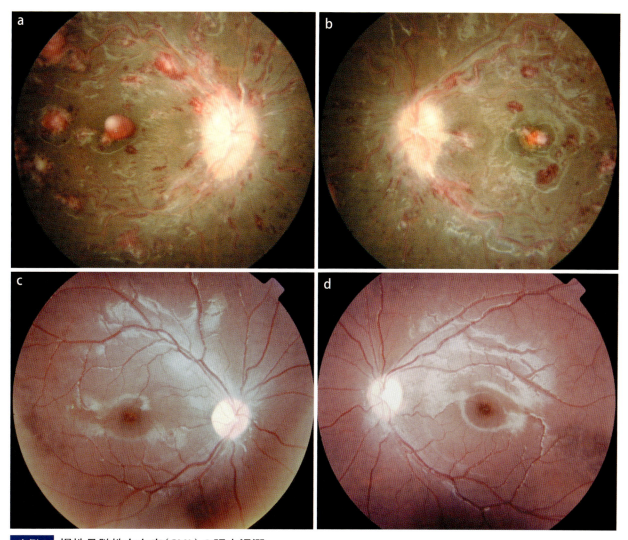

症例4　慢性骨髄性白血病（CML）の眼内浸潤

a：学校健診で視力低下を指摘されたことを契機に発見された小児例．視神経乳頭の腫脹と多数の Roth 斑がみられる（右眼）．
b：左眼も右眼と同様の眼底所見である．末梢血白血球数は 640,000/μL と異常高値であった．網膜静脈の拡張・蛇行も顕著である．
c：CML に対する全身化学療法後（右眼）．著しく改善し，ほぼ正常の状態である．
d：CML に対する全身化学療法後（左眼）．右眼と同様，眼底所見の著しい改善がみられる．

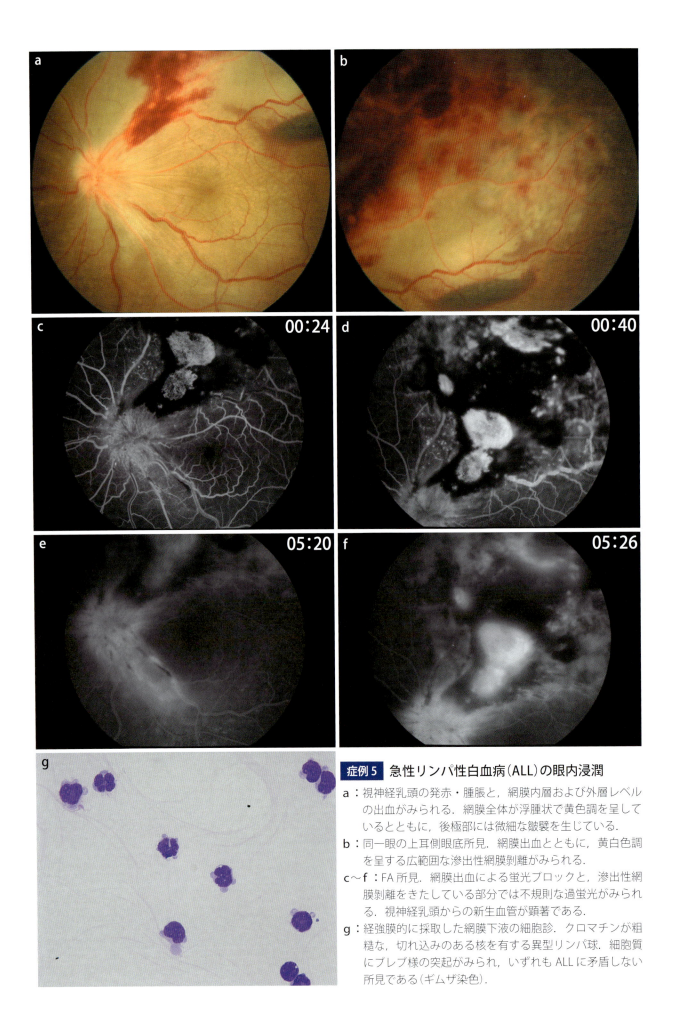

症例5 急性リンパ性白血病（ALL）の眼内浸潤

a：視神経乳頭の発赤・腫脹と，網膜内層および外層レベルの出血がみられる．網膜全体が浮腫状で黄色調を呈しているとともに，後極部には微細な皺襞を生じている．

b：同一眼の上耳側眼底所見．網膜出血とともに，黄白色調を呈する広範囲な滲出性網膜剥離がみられる．

c～f：FA所見．網膜出血による蛍光ブロックと，滲出性網膜剥離をきたしている部分では不規則な過蛍光がみられる．視神経乳頭からの新生血管が顕著である．

g：経強膜的に採取した網膜下液の細胞診．クロマチンが粗糙な，切れ込みのある核を有する異型リンパ球．細胞質にブレブ様の突起がみられ，いずれもALLに矛盾しない所見である（ギムザ染色）．

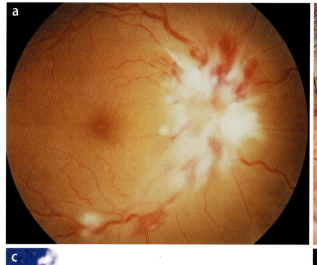
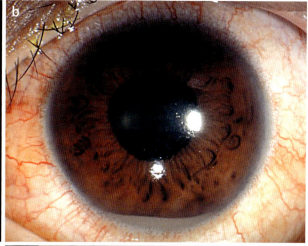
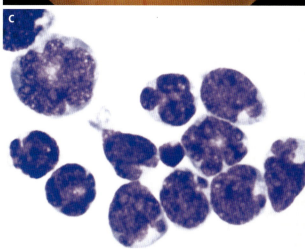
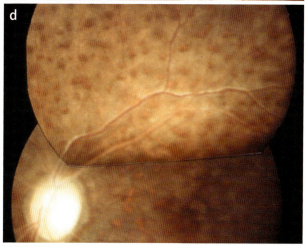
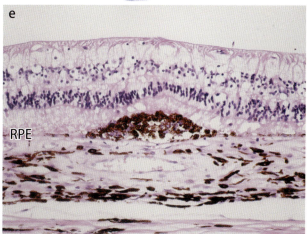

症例6　急性リンパ性白血病（ALL）の眼内浸潤

a：視神経乳頭の著しい腫脹と火焔状の出血．網膜静脈のうっ滞による拡張が著しい．

b：化学療法により眼底病変は改善したが，その後まもなく前房内の細胞浸潤と偽前房蓄膿を生じた．

c：前房水を用いた細胞診．偽前房蓄膿はALLに矛盾しない細胞から構成されていた（ギムザ染色）．

d：複数回にわたる眼内浸潤を繰り返したあとの眼底所見．次第に視神経乳頭は蒼白化（萎縮）し，眼底には広範囲にわたって茶褐色の斑状病巣がみられるようになった．

e：剖検時に得られた網脈絡膜組織所見．網膜は神経節細胞が喪失し，全層にわたって疎な構造となっている．眼底の茶褐色の斑状病巣に一致して，網膜色素上皮（RPE）レベルにメラニン色素の集塊がみられる．

白血病の眼内浸潤

参考文献

- 沖坂重邦（編）：眼病理アトラス．文光堂，1992.

- Spencer WH：Ophthalmic Pathology. An atlas and textbook（4th ed）. Volume 1 & 4, WB Saunders（Elsevier），1996.

- 箕田健生（編）：眼内腫瘍．金原出版，1999.

- 石橋達朗（編）：いますぐ役立つ眼病理．眼科プラクティス8．文光堂，2006.

- 大西克尚：眼内腫瘍アトラス．文光堂，2007.

- 後藤 浩（編）：見た目が大事！　眼腫瘍．眼科プラクティス24．文光堂，2008.

- 大島浩一，後藤 浩（編）：知っておきたい眼腫瘍診療．眼科臨床エキスパート．医学書院，2015.

- Shields JA, Shields CL：Intraocular Tumors. An Atlas and Textbook（3rd ed）. Lippincott Williams & Wilkins（Wolters Kluwer），2015.

索引

欧文索引

数字

3番染色体の欠失（モノソミー3），脈絡
　膜悪性黒色腫　77

A

acquired retinal astrocytoma　145
acquired retinal hemangioma　121
acute lymphocytic leukemia（ALL）　199
acute myeloid leukemia（AML）　199
adult T-cell leukemia/lymphoma（ATL）
　　　　199
astrocytic hamartoma, retinal　141
astrocytoma, acquired retinal　145

B

Behçet 病との鑑別，原発眼内リンパ腫
　　　　170
blastoma　149
Bourneville-Pringle 母斑症　141
Bruch 膜穿破　76
Busacca 結節様腫瘤　19

C・D

capillary hemangioma of optic disc　166
cavernous hemangioma, retinal　133
cherry red spot　199
choroidal excavation　76
choroidal hemangioma　36
　――, circumscribed　36
　――, diffuse　49
choroidal melanocytoma　73
choroidal melanoma　76
choroidal neovascularization（CNV）　52
choroidal nevus　63
choroidal osteoma　52
choroidal tumor, metastatic　105
chronic lymphocytic leukemia（CLL）
　　　　199
chronic myeloid leukemia（CML）　199
ciliary body melanocytoma　22

ciliary body melanoma　26
ciliary body tumors　30
circumscribed choroidal hemangioma
　　　　36
Coats 病　121
combined hamartoma of retinal and
　retinal pigment epithelium　138
cyst, iris　5
diffuse choroidal hemangioma　49

F・G

familial exudative vitreoretinopathy
　（FEVR）　121
Flexner-Wintersteiner 型ロゼット形成
　　　　154
freckle　13
glial cell　133, 138, 144, 145

H

halo　134
hamartoma
　――, iris melanocytic　10
　―― of retinal and retinal pigment
　epithelium, combined　138
hemangioblastoma, retinal　130
hemangioma
　――, acquired retinal　121
　――, choroidal　36
　――, diffuse choroidal　49
　――, retinal cavernous　133
Homer-Wright 型ロゼット形成　154
hyperplasia of retinal pigment
　epithelium　134
hypertrophy of retinal pigment
　epithelium　134

I

intraocular involvement of leukemia
　　　　199
intraocular lymphoma
　――, primary　170

――, secondary　195
iris cyst　5
iris melanocytic hamartoma　10
iris melanocytoma　12
iris melanoma　15
iris nevus　11
iris pigment epithelial cyst　5
iris stromal cyst　7
iris tumor, metastatic　18

L

lacuna　134
leukemia, intraocular involvement of
　　　　199
Lisch 結節　10
lymphoma
　――, primary intraocular　170
　――, secondary intraocular　195

M

melanocytic hamartoma, iris　10
melanocytoma
　――, choroidal　73
　――, ciliary body　22
　――, iris　12
　―― of optic disc　157
melanoma
　――, choroidal　76
　――, ciliary body　26
　――, iris　15
metastatic choroidal tumor　105
metastatic iris tumor　18
MRI の有用性，眼内腫瘍に対する　68
MTX 硝子体内注射の副作用　193
multi-lake pattern　36

N

nevus
　――, choroidal　63
　――, iris　11

207

O

optic disc
　——, capillary hemangioma of　166
　——, melanocytoma of　157
osteoma, choroidal　52

P

paraneoplastic vitelliform maculopathy
　　192
PEComa, 毛様体　34
pigment epithelial cyst, iris　5
primary intraocular lymphoma　170

R

Reese-Ellsworth 分類　149
retinal astrocytic hamartoma　141
retinal astrocytoma, acquired　145
retinal cavernous hemangioma　133
retinal hemangioblastoma　130
retinal hemangioma, acquired　121
retinoblastoma　149
Roth 斑　199, 200, 201

S・T

secondary intraocular lymphoma　195

single photon emission CT（SPECT）　76
stromal cyst, iris　7
Sturge-Weber 症候群　49
tuberous sclerosis　141

V・W・X

vasoproliferative tumor of ocular fundus
　（VPTOF）　121
VHL 遺伝子　130
von Hippel-Lindau disease　130
washout　36
X 線 CT の有用性，眼内腫瘍に対する
　　68

和文索引

あ・う

悪性眼内腫瘍の頻度　1
悪性黒色腫
　——, 虹彩　15
　——, 脈絡膜　76
　——, 毛様体　26
うっ血乳頭，白血病の眼内浸潤　199

お

オーロラ様混濁　170, 184, 185
黄斑上膜
　——, 網膜血管腫に合併する　121, 130
　——, 網膜・網膜色素上皮過誤腫との
　　鑑別　138

か

仮面症候群　1, 188
家族性滲出性硝子体網膜症　121
過誤腫
　——, 網膜・網膜色素上皮　138
　——, 網膜星状膠細胞　141

画像検査の意義　1
海綿状血管腫，網膜　133
角膜後面沈着物（棘状・網目状）　170
眼球癆眼　62
眼トキソカラ症　121
眼トキソプラズマ症　118, 194
眼内腫瘍
　——, 主要な疾患　1
　—— の頻度　1
眼内リンパ腫　170
　——, 続発　195
　——（原発）の鑑別疾患　194
眼部放射線治療の副作用　193
顔面の皮脂腺腫　141

き・く

偽腫瘍性反応性網膜色素上皮過形成
　　137
偽前房蓄膿　18, 149, 195, 199
偽ロゼット所見　155
急性骨髄性白血病　199
急性網膜壊死　194
急性リンパ性白血病　199

桐沢型ぶどう膜炎　194
グリア細胞　133, 138, 144, 145

け

経時的観察と記録の重要性　3
血管芽腫，網膜　130
血管腫
　——, びまん性脈絡膜　49
　——, 脈絡膜　36
　——, 網膜　121
　——, 網膜海綿状　133
血管周囲類上皮細胞腫瘍（PEComa），毛
　様体　34
血管新生緑内障　77
血管増殖性網膜腫瘍　121
結節性硬化症　141
限局性脈絡膜血管腫　36
　—— との違い，びまん性脈絡膜血管腫
　　49
　—— の鑑別疾患　48
限局性網脈絡膜萎縮と脈絡膜骨腫　59
原発眼内リンパ腫　170
　—— の鑑別疾患　188, 194

こ

孤立性脈絡膜血管腫　36
光視症　76
虹彩悪性黒色腫　15
虹彩黒色細胞腫　12
　—— との鑑別，虹彩悪性黒色腫　15
　—— との鑑別，虹彩母斑　11
虹彩色素細胞過誤腫　10
虹彩色素上皮嚢胞　5
虹彩実質嚢胞　7
虹彩腫瘍，転移性　18
虹彩転移の原発巣　18
虹彩嚢胞　5
虹彩母斑　11
　—— との鑑別，虹彩悪性黒色腫　15
虹彩メラノーマ　15
虹彩メラノサイトーマ　12
虹彩毛様体腺腫　32
虹彩ルベオーシス　21
　—— を併発した転移性虹彩腫瘍の治療
　　　　　　　　　　　　　　　　　18
後天性眼トキソプラズマ症
　　　　　　　　　　118, 188, 194
　—— との鑑別，原発眼内リンパ腫
　　　　　　　　　　　　　　　　170
後天性網膜血管腫　121
後天性網膜星状膠細胞腫　145
黒色細胞腫
　——，虹彩　12
　——，視神経乳頭　157
　——，脈絡膜　73
　——，毛様体　22
骨吸収期における脱灰，脈絡膜骨腫　52
骨形成期，脈絡膜骨腫　52
骨腫，脈絡膜　52
骨性分離腫　62
混合型，脈絡膜悪性黒色腫　77

さ

サイトメガロウイルス網膜炎　194
　—— との鑑別，原発眼内リンパ腫
　　　　　　　　　　　　　　　　170
サルコイドーシス　21, 118
細胞型分類，脈絡膜悪性黒色腫の　102
索状混濁　170
三側性網膜芽細胞腫，松果体の　149

し

視神経乳頭炎，白血病の眼内浸潤　199
視神経乳頭黒色細胞腫　157
　—— の経過観察の意義　161
視神経乳頭の陥凹拡大　49
視神経乳頭メラノサイトーマ　157
視神経乳頭毛細血管腫　166
斜視　149
雀卵斑　13
小色素斑　170
松果体の三側性網膜芽細胞腫　149
硝子体過形成遺残　156
硝子体出血　76
硝子体嚢胞，虹彩色素上皮嚢胞由来の
　　　　　　　　　　　　　　　　5
硝子体網膜リンパ腫　170
神経膠細胞　144, 145
神経鞘腫，毛様体　32
神経線維腫症　141
　—— I 型　10
進行スピード，悪性腫瘍　3

せ

成人 T 細胞白血病　199
星状膠細胞　144
星状膠細胞過誤腫，網膜　141
星状膠細胞腫，後天性網膜　145
星芒状白斑　166
精神発達遅滞　141
腺腫
　——，虹彩毛様体　32
　——，毛様体　31
選択的眼動脈注入療法　150
全身性リンパ腫　195
前房出血　18, 199

そ

続発眼内リンパ腫　195
続発性血管増殖性網膜腫瘍　121

た

多発血管腫　130
胎性血管性遺残　156
帯状混濁　170

第

第一次硝子体過形成遺残　156
脱色素斑　134
断層撮影検査の有用性，眼内腫瘍の　68

ち

中外胚葉性平滑筋腫，毛様体　31
中間部ぶどう膜炎　121
中心性漿液性脈絡網膜症　48

て

てんかん　141
転移性虹彩腫瘍　18
　—— の鑑別疾患　21
転移性脈絡膜腫瘍　48, 105
　—— の鑑別疾患　118

と

トマトケチャップ様色調　49
ドルーゼン　63, 194

に

肉眼所見のバリエーション　2
乳癌の転移例，脈絡膜腫瘍　105

は

肺癌，脈絡膜腫瘍　105
白色瞳孔　149
白血病の眼内浸潤　199

ひ

びまん性脈絡膜血管腫　49
非感染性ぶどう膜炎　170
飛蚊症　76
病変サイズの変化，悪性腫瘍　3

ふ・へ

ぶどう膜悪性黒色腫　76
平滑筋腫，毛様体　33

ほ

母斑
　——，虹彩　11
　——，脈絡膜　63
放射線治療の副作用，眼部　193
紡錘A型・B型，脈絡膜悪性黒色腫　77
紡錘形母斑細胞様細胞　10

ま

慢性骨髄性白血病　199
慢性リンパ性白血病　199

み

脈絡膜悪性黒色腫　76
　——，網膜色素上皮過形成　134
　——との鑑別，転移性脈絡膜腫瘍　105
　——との鑑別，脈絡膜母斑　63
　——の鑑別疾患　103
　——の細胞型分類　102
　——の生命予後　97
脈絡膜結核　118
脈絡膜血管腫　36
　——，びまん性　49
脈絡膜黒色細胞腫　73
脈絡膜骨腫　52
　——とホルモン分泌の関係　59
　——の鑑別疾患　62
脈絡膜腫瘍，転移性　105
脈絡膜神経鞘腫　118
脈絡膜新生血管　52
　——に対する治療　52
脈絡膜転移の原発巣　18
脈絡膜剥離　104
脈絡膜びまん性黒色細胞腫，脈絡膜　73
脈絡膜母斑　63, 103
　——との鑑別，脈絡膜悪性黒色腫　76
　——との鑑別，脈絡膜黒色細胞腫　73
　——との鑑別，網膜色素上皮過形成　134

脈絡膜メラノーマ　76
脈絡膜メラノサイトーマ　73

め

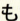

メトトレキサート硝子体内注射の副作用　193
メラノーマ
　——，虹彩　15
　——，脈絡膜　76
　——，毛様体　26
メラノサイトーマ
　——，虹彩　12
　——，視神経乳頭　157
　——，脈絡膜　73
　——，毛様体　22

も

毛細血管腫
　——，視神経乳頭　166
　——，網膜　130
毛様体悪性黒色腫　26
　——との鑑別，毛様体黒色細胞腫　22
毛様体血管腫　30
毛様体血管周囲類上皮細胞腫瘍（PEComa）　34
毛様体黒色細胞腫　22
毛様体腫瘍（黒色細胞腫，悪性黒色腫以外）　30
毛様体神経鞘腫　30, 32
毛様体神経線維腫　30
毛様体腺癌　30
毛様体腺腫　30, 31
毛様体中外胚葉性平滑筋腫　30, 31
毛様体平滑筋腫　30, 33
毛様体メラノーマ　26
毛様体メラノサイトーマ　22
網膜・網膜色素上皮過誤腫　138
網膜下血腫　48, 104
網膜芽細胞腫　149
　——との鑑別，網膜星状膠細胞過誤腫　141

　——の鑑別疾患　156
網膜海綿状血管腫　133
網膜血管芽腫　130
網膜血管芽腫（von Hippel-Lindau病に伴う）との違い，網膜血管腫　121
網膜血管腫　121
網膜色素上皮過形成（肥大）　134
　——の鑑別疾患　137
網膜出血　52, 76, 199
網膜星状膠細胞過誤腫　141, 156
網膜星状膠細胞腫，後天性　145
網膜中心動脈閉塞　199
網膜剥離と勘違いされる脈絡膜悪性黒色腫　81
網膜ぶどう膜炎との鑑別，原発眼内リンパ腫　188
網膜分離症　36
網膜星状膠過誤腫との違い，後天性網膜星状膠細胞腫　145
網膜毛細血管腫　130
網脈絡膜萎縮，限局性と脈絡膜骨腫　59

ゆ

疣状変化，網膜色素上皮における不整な　171
雪玉状混濁　149

り

リポフスチンの沈着　76
リンパ腫
　——，原発眼内　170
　——，続発眼内　195
良性眼内腫瘍の頻度　1
臨床像のバリエーション　2

る・れ

類上皮細胞型，脈絡膜悪性黒色腫　77
裂孔原性網膜剥離　81